中国医药科技出版社

读经典 学养生

养生秘旨

YANG SHENG MI ZHI

清——马齐 著

主编　刘丹彤　张小勇

内容提要

本书共 45 篇，主要论述养生之道，认为精、气、神三者为身体的核心，主要集录了历代关于养生、导引、气功等方面的铭言、歌诀和有关论述，方法叙述详尽，道理阐释明晰，儒道佛三家之学兼而有之，加上名家注译，是现代读者阅读中医经典、领悟养生文化精髓的优质普及读本。

图书在版编目（CIP）数据

养生秘旨 /（清）马齐著；刘丹彤，张小勇主编. — 北京：中国医药科技出版社, 2017.7

（读经典　学养生）

ISBN 978-7-5067-9167-0

Ⅰ. ①养…　Ⅱ. ①马…　②刘…　③张…　Ⅲ. ①养生（中医）- 基本知识　Ⅳ. ①R212

中国版本图书馆CIP数据核字(2017)第054197号

养生秘旨

美术编辑　陈君杞

版式设计　大隐设计

出版　中国医药科技出版社

地址　北京市海淀区文慧园北路甲 22 号

邮编　100082

电话　发行：010-62227427　邮购：010-62236938

网址　www.cmstp.com

规格　787×1092mm $^1/_{32}$

印张　5 $^1/_4$

字数　68 千字

版次　2017 年 7 月第 1 版

印次　2017 年 7 月第 1 次印刷

印刷　北京九天众诚印刷有限公司

经销　全国各地新华书店

书号　ISBN 978-7-5067-9167-0

定价　16.00 元

本书编委会

主　编

刘丹彤　张小勇

副主编

陈子杰　白俊杰　牛逸群

出版者的话

　　中医养生学有着悠久的历史和丰富的内涵，是中华优秀文化的重要组成部分。随着人们物质文化生活水平的不断提高，广大民众越来越重视健康，越来越希望从中医养生文化中汲取对现实有帮助的营养。但中医学知识浩如烟海、博大精深，普通民众不知从何入手。为推广普及中医养生文化，系统挖掘整理中医养生典籍，我社精心策划了这套"读经典 学养生"丛书，从浩瀚的中医古籍中撷取20种有代表性、有影响、有价值的精品，希望能满足广大读者对养生、保健、益寿方面知识的需求和渴望。

　　为保证丛书质量，本次整理突出了以下特点：①力求原文准确，每种古籍均遴选精善底本，加以严谨校勘，为读者提供准确的原文；②每本书都撰写编写说明，介绍原著作者情况，该书主要内容、阅读价值及其版本情况；③正文按段落注释疑难字词、中医术语和各种文化常识，便于现代读者阅读理解；④每本书都配有精美插图，让读者在愉悦的审美体验中品读中医养生文化。

需要提醒广大读者的是，对古代养生著作中的内容我们也要有去粗取精、去伪存真的辩证认识。"读经典 学养生"丛书涉及大量的调养方剂和食疗方，其主要体现的是作者在当时历史条件下的养生方法，而中医讲究辨证论治、因人而异，因此，读者切不可盲目照搬，一定要咨询医生针对个体情况进行调养。

中医养生文化博大精深，中国医药科技出版社作为中央级专业出版社，愿以丰富的出版资源为普及中医药文化、提高民众健康素养尽一份社会责任，在此过程中，我们也期待读者诸君的帮助和指点。

中国医药科技出版社
2017 年 3 月

总序

养生（又称摄生、道生）一词最早见于《庄子》内篇。所谓生，就是生命、生存、生长之意；所谓养，即保养、调养、培养、补养、护养之意。养生就是根据生命发展的规律，通过养精神、调饮食、练形体、慎房事、适寒温等方法颐养身心、增强体质、预防疾病、保养身体，以达到延年益寿的目的。纵观历史，有很多养生经典著作及专论对于今天学习并普及中医养生知识，提升人民生活质量有着重要作用，值得进一步推广。

中医养生，源远流长，如成书于西汉中后期我国现存最早的医学典籍《黄帝内经》，把养生的理论和方法叫作"养生之道"。又如《素问·上古天真论》云："上古之人，其知道者，法于阴阳，和于术数，食饮有节，起居有常，不妄作劳，故能形与神俱，而尽终其天年，度百岁乃去。"此处的"道"，就是养生之道。

需要强调的是，能否健康长寿，不仅在于能否懂得养生之道，更为重要的是能否把养生之道贯彻应用到日常生活中去。

此后，历代养生家根据各自的实践，对于"养生之道"都有着深刻的体会，如唐代孙思邈精通道、佛之学，广集医、道、儒、佛诸家养生之说，并结合自己多年丰富的实践经验，在《千金要方》《千金翼方》两书中记载了大量的养生内容，其中既有"道林养性""房中补益""食养"等道家养生之说，也有"天竺国按摩法"等佛家养生功法。这些不仅丰富了养生内容，也使得诸家传统养生法得以流传于世，在我国养生发展史上，具有承前启后的作用。

宋金元时期，中医养生理论和养生方法日益丰富发展，出现了众多的养生专著，如宋代陈直撰《养老奉亲书》，元代邹铉在此书的基础上继增三卷，更名为《寿亲养老新书》，其特别强调了老年人的起居护理，指出老年之人，体力衰弱，动作多有不便，故对其起居作息、行动坐卧，都须合理安排，应当处处为老人提供便利条件，细心护养。在药物调治方面，老年人气色已衰，精神减耗，所以不能像对待年轻人那样施用峻猛方药。其他诸如周守忠的《养生类纂》、李鹏飞的《三元参赞延寿书》、王珪的《泰定养生主论》等，也均为养生学的发展做出了不同程度的贡献。

明清之际，先后出现了很多著名养生学家和专著，进一步丰富和完善了中医养生学的内容，如明代高濂的《遵生八笺》从气功角度提出了养心坐功法、养肝坐功法、养脾坐功法、养肺坐功法、养肾坐功法，又对心神调养、四时调摄、起居安乐、饮馔服食及药物保健等方面做了详细论述，极大丰富了调养五脏学说。清代尤乘在总结前人经验的基础上编著《寿世青编》一书，在调神、饮食、保精等方面提出了养心说、养肝说、养脾说、养肺说、养肾说，为五脏调养的完善做出了一定贡献。在这一时期，中医养生保健专著的撰辑和出版是养生学史的鼎盛时期，全面地发展了养生方法，使其更加具体实用。

综上所述，在中医理论指导下，先哲们的养生之道在静神、动形、固精、调气、食养及药饵等方面各有侧重，各有所长，从不同角度阐述了养生理论和方法，丰富了养生学的内容，强调形神共养、协调阴阳、顺应自然、饮食调养、谨慎起居、和调脏腑、通畅经络、节欲保精、益气调息、动静适宜等，使养生活动有章可循、有法可依。例如，饮食养生强调食养、食节、食忌、食禁等；药物保健则注意药养、药治、药忌、药禁等；传统的运动养生更是功种繁多，如动功有太极拳、八段锦、易筋经、五禽戏、保健功等，静功有放松功、内养功、强壮功、意气功、真气运行法等，动静结合功有空劲功、形神桩等。无论选学哪种功法，只要练功得法，持之以恒，都可收到健身防病、益寿延年之效。针灸、按摩、推拿、拔火罐等，也都方便易行，效果显著。诸如此类的方法不仅深受我国人民喜爱，而且远传世界各地，为全人类的保健事业做出了应有的贡献。

本套丛书选取了中医药学发展史上著名的养生专论或专著，加以句读和注解，其中节选的有《黄帝内经》《备急千金要方》《千金翼方》《闲情偶寄》《遵生八笺》《福寿丹书》，全选的有《摄生消息论》《修龄要指》《摄生三要》《老老恒言》《寿亲养老新书》《养生类要》《养生类纂》《养生秘旨》《养性延命录》《饮食须知》《寿世青编》《养生三要》《寿世传真》《食疗本草》。可以说，以上这些著作基本覆盖了中医养生学的内容，通过阅读，读者可以在品味古人养生精华的同时，培养适合自己的养生理念与方法。

当然，由于这些古代著作成书年代所限，其中难免有些糟粕或者不合时宜之处，还望读者甄别并正确对待。

翟双庆

2017 年 3 月

编写说明

《养生秘旨》成书于光绪十九年（1893年）。无序、无跋、无目录，计其标题而分篇，共45篇。主要论述养生之道，认为精、气、神三者为身体的核心，其内容或为炼功修身之道，或为导引健身之术，或为按摩却病之法，或为养生调摄之说，方法叙述详尽，道理阐释明晰，儒道佛三家之学兼而有之，实属难得的珍贵资料。

本书中所采取的版本为中医古籍出版社珍本医籍丛刊系列《陆地仙经》所附之《养生秘旨》，卷末记有"光绪十九年手录"。据卷首及卷终所印"贻仁堂"三字篆刻印章，《中医图书联合目录》记作"贻仁堂抄本"，卷终另有"浴芾"二字篆印，书藏中国中医研究院图书馆，为无框抄本。此书未见刊行，也未见其他传抄本。书中主要集录了历代关于养生、导引、气功等方面的铭言、歌诀和有关论述，具体如孙真人卫生歌、可惜歌、长生歌、青天歌、养生铭、却病十法、病有十不治、长生在惜精论、前修格言、修行始事、产药川源论、精气神论、仙师六字治病诀、神水滋养法、天机潮候、八段导引法、丹阳祖师回阳固本十六锭金诀、积气生精、炼精化气、仙师口诀、日用经、固精法、运气法、健脾胃法、翻江倒海法、泻命门大法、擦肾腧治频诩法、擦涌泉穴令腰轻快法、睡诀、固手指诀、固齿诀、舌诀、坐诀、眼诀、漱唾诀、抚摩诀、摆身诀、运手诀、运足诀、去汗诀、暖丹田诀、三不动诀、三满诀、四大忌、四少记、洗眼方等，对于养生保健经验有很多总结。

《养生秘旨》保留了今天已很难见到的一些珍贵文献，其中部分有关气功功理、功法的论述颇为精辟，对指导练功、防止出偏很有参考意义；但由于本书主要集录历代与养生相关的铭言、歌诀等，有的内容成书较早，有的内容认识片面的说法，望读者阅读时采取扬弃的态度，方能从中获益。本书分为原文与注释两部分，文中的难字、僻字、异读字均标注现代汉语拼音。异体字、通假字、避讳字、疑难字词及中医学上比较晦涩难懂的名词术语，首次在文中出现者都一一予以详解。注释评析中的不当之处，敬请读者批评指正。

编者
2017 年 3 月

目录

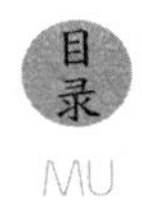

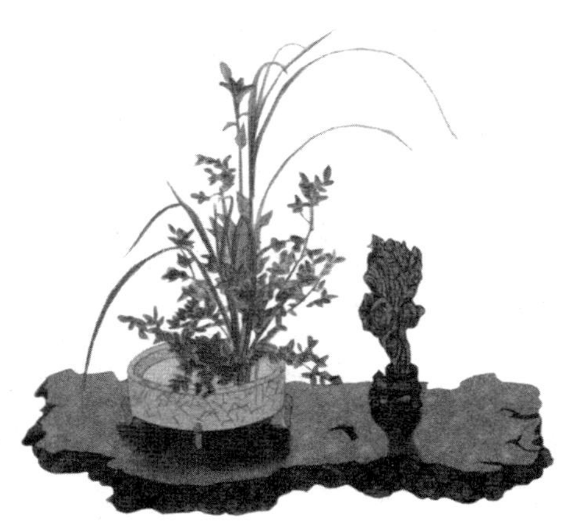

孙真人 卫生歌

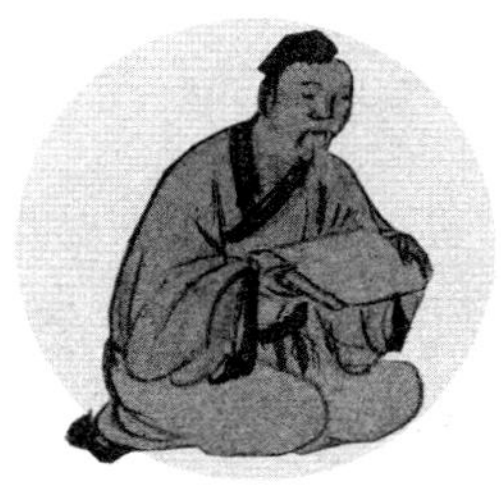

天地之间人为贵，头象[1]天兮足象地，

父母遗体[2]宜宝之，"洪范"[3]五福[4]寿为最。

注

①象：通"相"。

②父母遗（wèi）体：父母给予的身体。

③洪范：此处指《尚书·洪范》。

④五福：一曰寿，二曰富，三曰康宁，四曰攸好德，五曰考终命。此五福代表五个吉祥的祝福：寿比南山，恭喜发财，健康安宁，品德高尚，善始善终。

卫生且要知三戒，大怒大欲并大醉，
三者若还有一焉[1]，须防损失真元气。

注

[1]焉：语气词。

欲求长生须戒性，火不发兮心自定，
木能去火不成灰，人能戒性还延命。
贪欲无穷忘却精，用心不已失元神，
劳形散却中和[1]气，更仗何因保此身。

注

[1]中和：中正平和。

心若太费费则竭，形若太劳劳则怯[1]，
神若太伤伤则虚，气若太损损则绝。

注

[1]怯：虚弱。

世人欲识卫生道，喜乐有常嗔怒①少，
心诚意正思虑除，顺理修身去烦恼。

注

①嗔怒：恼怒，生气。

春嘘①明目夏呵①心，秋呬①冬吹①肺肾宁，
四季常呼①脾化食②，三焦嘻①出热难停。

注

①嘘、呵、呬、吹、呼、嘻：叹息、呵斥、喘息、
合拢嘴唇用力出气、往外出气与"吸"相对、叹息。
②化食：消化食物。

发宜多梳气宜炼，齿宜数①叩津宜咽，
子欲不死修昆仑②，双手揩摩③常在面。

注

①数：多次。
②昆仑：道家用语，指头脑。

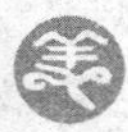

③揩摩：拭抹，擦拭。

春月少酸宜食甘，冬月宜苦不宜咸，
夏日增辛宜减苦，秋来辛减略加酸，
季月①少咸甘略戒，自然五脏保平安。
若能全减身康健，滋味能调无病难。

注

①季月：指每季的最后一个月，即农历三、六、九、十二月。

春寒莫放绵衣薄，夏月汗多宜换着，
秋冬觉冷便加添，莫待病生才服药。

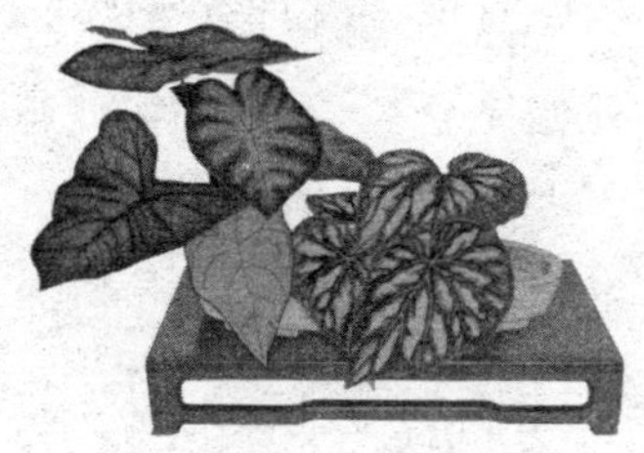

唯有夏月难调理，伏阴在内忌冰水，

瓜桃生冷宜少餐，免至秋来成疟痢②。

注

①伏阴：伏藏在体内的阴寒之气。

②疟痢：一种疾病，表现为下利不止、寒热往来。

心旺肾衰色宜避，养肾固精当节制，

常令肾实不虚空，自然强健无忧虑。

大饱伤脾饥伤胃，大渴伤血多伤气，

饥餐渴饮莫太过，免致膨脝伤心肺。

注

①膨脝：指腹部膨大。

醉后强饮饱强食，未有此身不生疾，

人资①饮食以养生，去其甚②者自安适。

注

①资：凭借。

②甚：过分。

食后徐行百步多，平摩脐腹食消磨。

夜半灵根①灌清水②，丹田③浊气切须呵。

注

①灵根：指舌根，或借指身体。

②清水：此处指津液。

③丹田：指人体脐下一寸半或三寸的地方。

饮酒可以陶①情性，剧饮过多防百病。

注

①陶：陶冶。

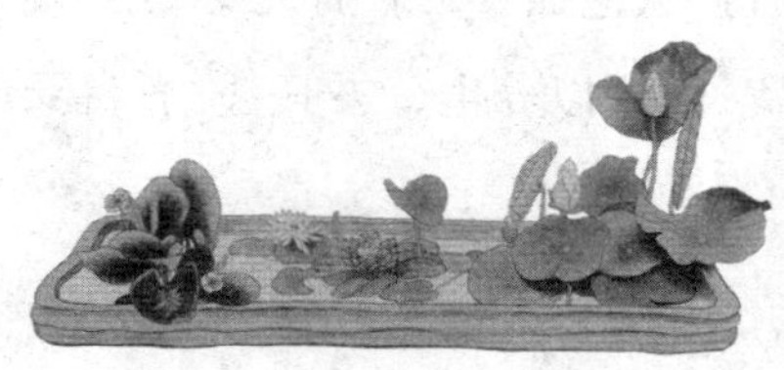

肺为华盖①倘受伤，咳嗽劳神能损命。

①华盖：原指帝王或贵官车上的伞盖，此处指肺在
心之上如华盖。

慎勿将盐来点茶①，分明引贼入人家。

①点茶：一种煮茶方法。

下焦①虚冷令人瘦，伤肾伤脾防病加。

①下焦：中医学名词，指下腹腔自胃下口至二阴部分。

坐卧防风来脑后，脑后受风人不寿①，
更兼醉饱卧风中，风入五内成灾咎②。

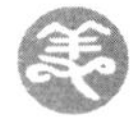

注

①不寿：短寿。

②灾咎（jiù）：祸殃。

雁有序兮犬有义，黑鲤朝北知臣礼^①，
人无礼义反食之，天地神明终不喜。

注

①雁、犬、鲤：为道家三厌，修道者忌食。

养体须当节五辛^①，五辛不节反伤身，
莫教引动虚阳发，精竭荣枯病渐侵。

注

①五辛：指五种有辛味之蔬菜。五辛者，一葱、二薤、三韭、四蒜、五兴蕖。

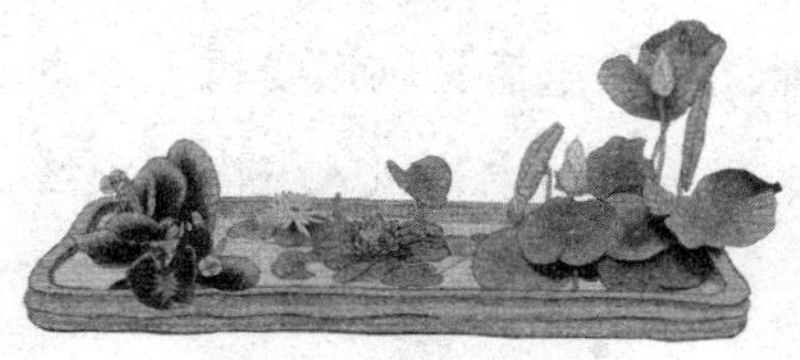

不问①在家并在外，若遇迅雷②风雨大，
急宜端肃③畏天威，静坐澄心④须谨戒。

注

①不问：不管。
②迅雷：疾雷。
③端肃：端正严肃。
④澄心：静心。

恩爱牵缠不自由，利名萦绊①几时休，
放宽些子留余福，免致中年早白头。

注

①萦绊：牵缠。

顶天立地非容易，饱食暖衣宁不愧，
思量难报罔极①恩，晨夕焚香频忏悔。

注

①罔极：无穷尽。

身安寿永福如何，胸次平夷[1]积善多，

惜命惜身兼惜气，请君熟玩卫生歌。

注

①夷：平和，平易。

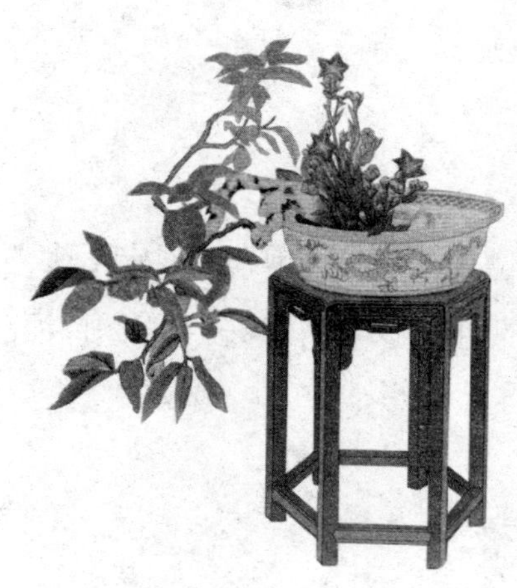

可惜歌

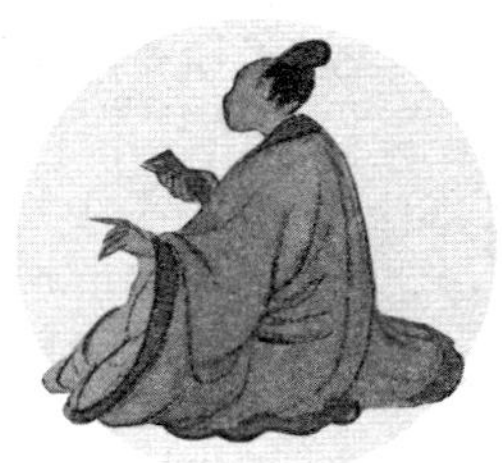

可惜许，可惜许，可惜元阳^①宫里生，一点既出颜色枯，百神泣送真阳^②去。

①元阳：中医学谓人体阳气的根本。
②真阳：又称"肾阳""元阳"。

三魂^①喜，七魄^②无，血败气衰将何补，弄元真物^③属他人，赤宅^④元君谁做主？

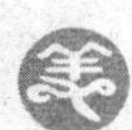

注

①三魂：道家谓人有三魂，一曰爽灵、二曰胎光、三曰幽精。

②七魄：道家谓人有七魄，各有名目。第一魄名尸狗，第二魄名伏矢，第三魄名雀阴，第四魄名吞贼，第五魄名非毒，第六魄名除秽，第七魄名臭肺。

③真物：指真精。

④赤宅：脸的别称。

可惜歌

劝世人，须慕道，休慕色，慕色贪淫有何益？不念形骸积渐枯，逢人强说丹砂力。

丹砂力，人不识，谁人肯向身中觅，灵源经里号真铅，丹华诀内名金液。

三茅真君①唤作一，子得一时万事毕，圣人秘一不能传，不晓分明暗如漆②。

注

①三茅真君：又称三茅君。道教茅山派创教祖师。

②漆：黑。

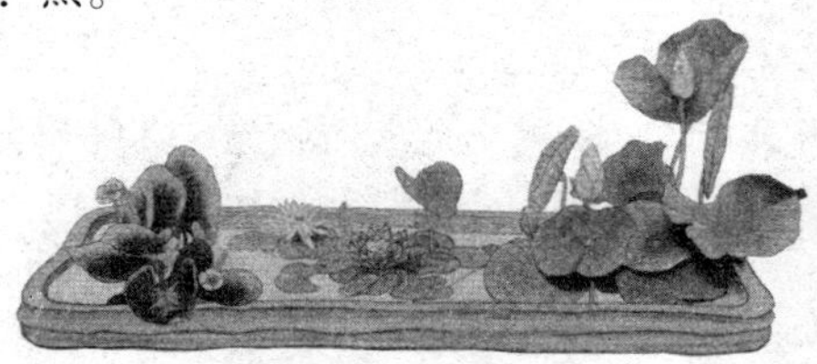

一神去，百神离，百神去后人不知，几度欲说不欲说，临时一点泄天机。

一神离，百神悲，日后形悴[1]却如痴，我今念念[2]说向汝，说时又恐泄天机。

注

①形悴：面容憔悴。
②念念：引申为一心一意。

男子修成不漏精，女子修成不漏经，精不漏兮身不朽，经不漏兮可长生。

若晓此玄玄外法，便是长生物外[1]人。

注

①外：谓超越世间事物，而达于绝对之境界。

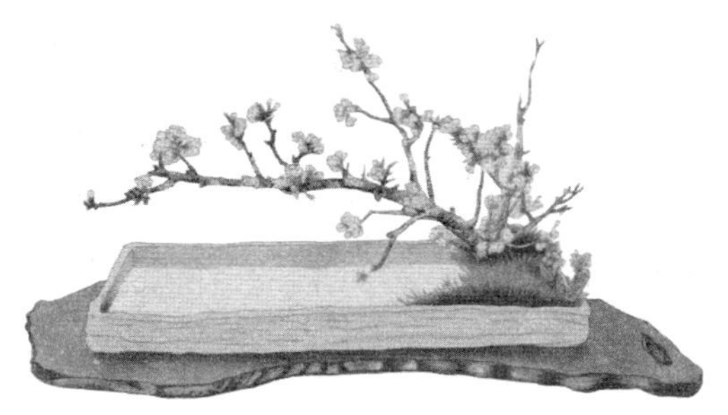

长生歌

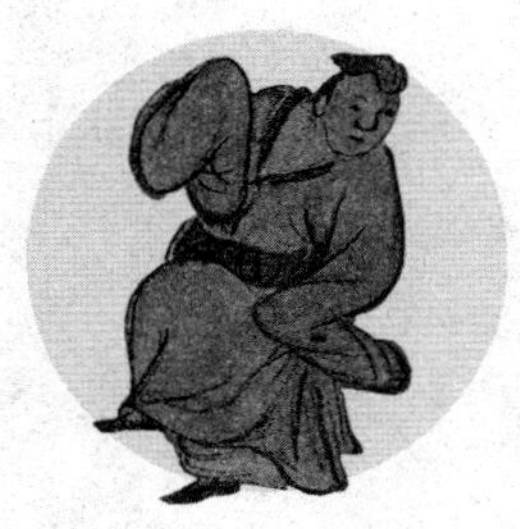

与君直说长生理，世上能有几人知。

争名逐利心如火，那个回头问道机。

哀哉^①忙忙世上人，个个不醒似梦里。

夜眠昼走岂知老，贪恋荣华秋复春。

注

①哀哉：表示悲伤或痛惜的感叹词。

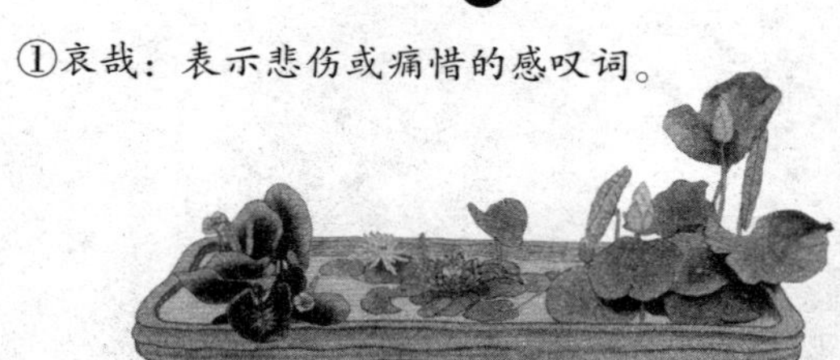

秋复春兮去如飞，不学长生待几时。

长生有路无人走，只在眼前人不知。

君不知兮为君指，还丹①大要在神水②。

真人炼就结成铅，真铅结汞龙凤髓③。

注

①还丹：仙丹。

②神水：有神奇功效的灵水。

③龙凤髓：高贵的珍稀的血统。

腻如膏，白如雪，神仙留下真秘诀。

炼归元海号还丹，万神灵兮三尸①灭。

注

①三尸：道家称在人体内作祟的神有三，叫"三尸"
　或"三尸神"，每于庚申日向天帝呈奏人的过恶。

三尸灭兮寿数多，把定灵关①降龙虎。

三千功行自能灵，返老还童归洞府。

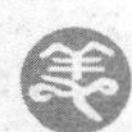

注

①灵关：道教语，指仙界的关门。

运匹配，逆顺取，坎男离女喜同归。

注

①坎男离女：坎男，内丹家谓为人体内部的阴精；离女，内丹家谓为人体内部的阳气。

自古神仙诀尽同，人人认取本来宗。
朝朝只在君家舍，何劳外觅走西东。

劝君急急早须修，莫待红颜变白头。
忽然至宝①离身去，永劫千生何处求。

注

①宝：指真精。

青天歌

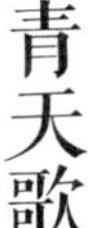

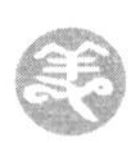

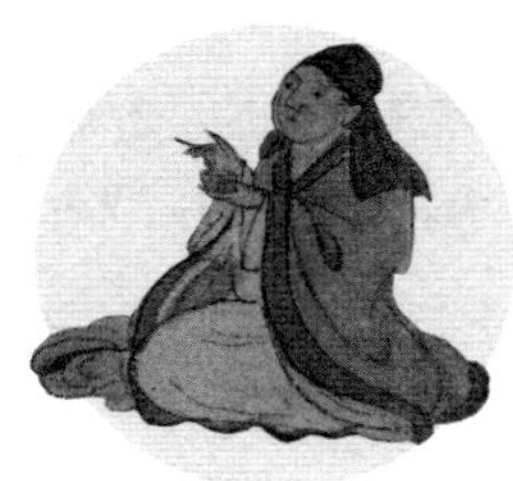

青天莫起浮云障，云起青天遮万象，

万象森罗镇百邪，光明不显邪魔旺。

我初开廓①天地清，万户千门歌太平，

有时一片黑云起，九窍百骸俱不宁。

注

①廓：开拓，扩展。

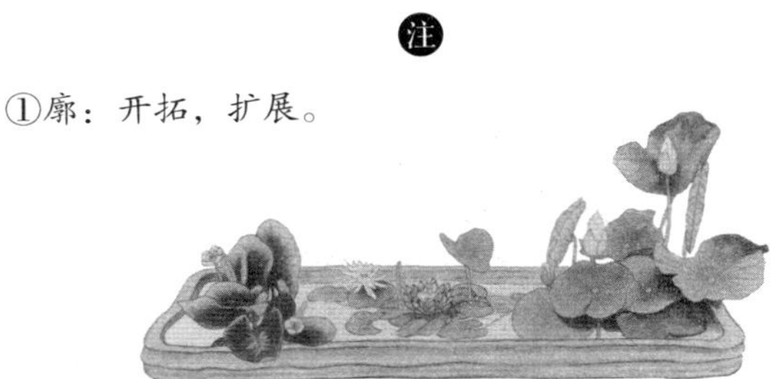

是以长教慧风烈，三界十方^②飘荡彻，

云散虚空体自真，自然现出家家月。

注

①慧风：柔和的风。

②三界十方：三界是指欲界、色界、无色界。十方是指东、西、南、北、东南、西南、东北、西北、上、下。

月下方堪把笛吹，一声响亮振华夷，

惊起东方玉童子，倒骑白鹿如星驰。

注

①华夷：汉族与少数民族。

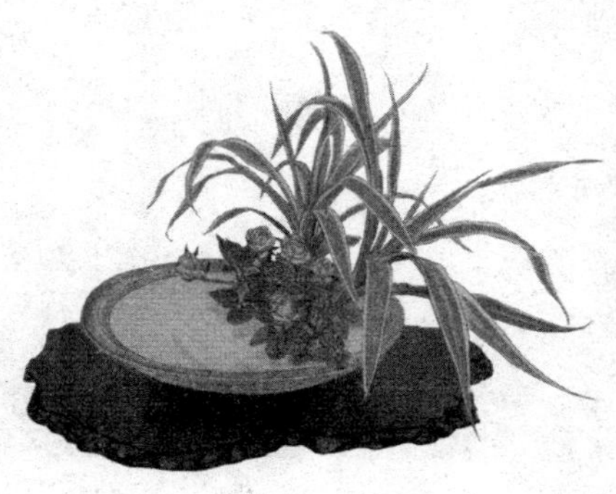

逡巡[1]别转一般乐，也非笙兮也非角，

三尺云墩十二徽[2]，历劫年中混元斫[3]。

注

①逡（qūn）巡：徘徊不前或退却。

②徽：代指音律。

③斫：指斧子。

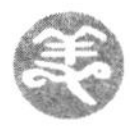

玉韵琅琅[1]绝郑音[2]，轻清偏贯达人心，

我从一得鬼神辅，入地上天超古今。

注

①琅琅：象声词，形容金石撞击的声音、响亮的读书声音等。

②郑音：本指春秋时郑国的音乐，后多指俗乐。

纵横自在无拘束，心不贪荣身不辱，

闲唱壶中白雪歌，静调世外阳春曲[1]。

注

①白雪歌、阳春曲：阳春白雪，泛指高深的、不通俗的文学艺术。

青天歌

我家此曲皆自然，管无孔兮琴无弦，
得来惊觉浮生梦，昼夜清音漏洞天。

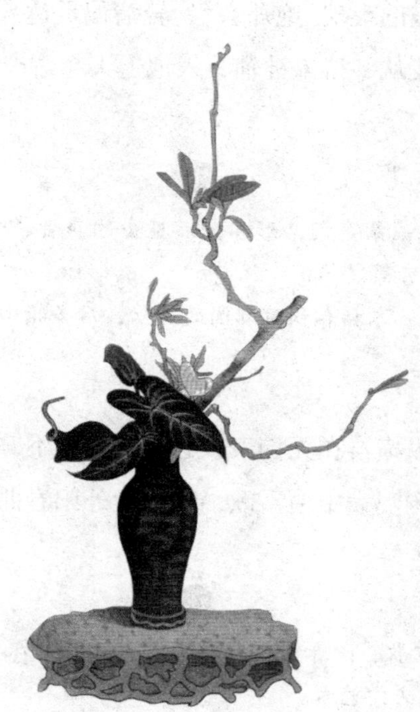

养生铭

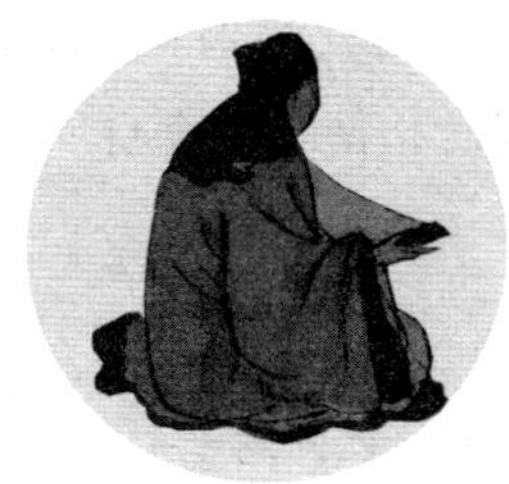

怒甚偏伤气，思多太损神。

神疲心易役①，气弱病来侵。

注

①役：劳累。

勿使悲欢极，常令饮食均。

再三防夜醉，第一戒晨嗔①。

注

①嗔：生气。

亥①寝鸣天鼓②，晨兴漱玉津，

妖神难犯己，精气自全身。

注

①亥：表时间，晚上九点到十一点。

②鸣天鼓：两手掩耳，即以第二指压中指上，用第二指弹脑后两骨做响声，谓之鸣天鼓（可去风池邪气）。

若要无诸病，常当节五辛①。

安神宜悦乐，惜气保和纯。

注

①五辛：五种辛味的蔬菜，也称五荤。

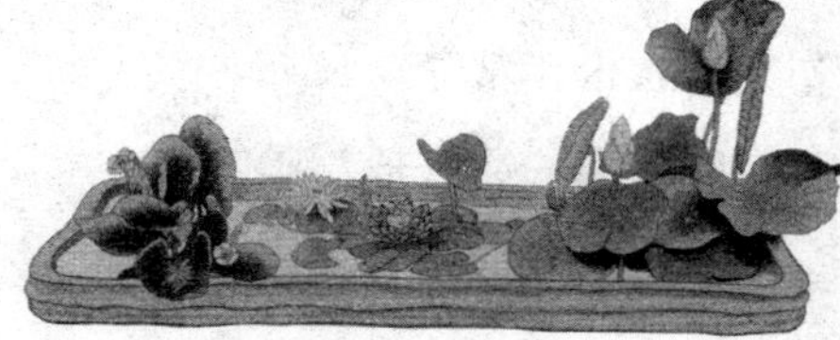

寿夭休论命，修行在本人。

若能遵此理，平地可朝真。

注

①真：道教谓朝见真人。

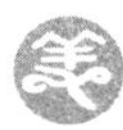

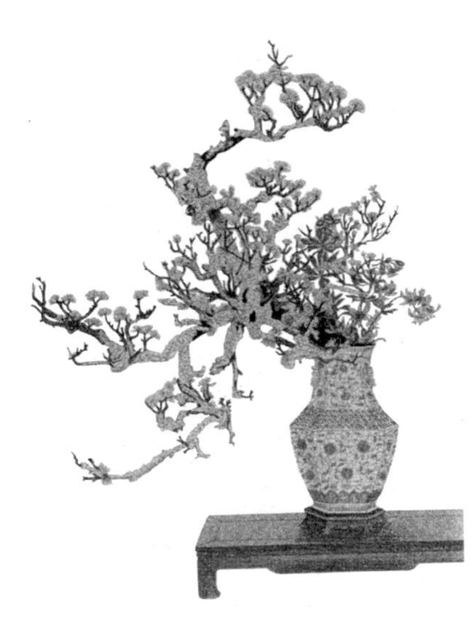

却病十法

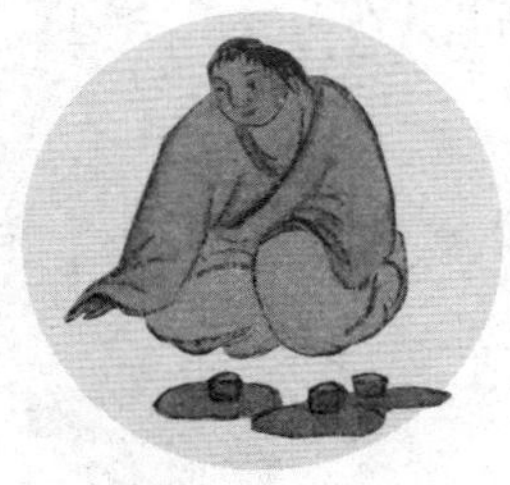

静坐观空，觉四大[1]原从假合，一也。

注

①四大：道家以道、天、地、人为四大。

烦恼现前[1]，以死譬[2]之，二也。

注

①现前：眼前。
②譬：譬喻，比喻。

常将不如吾者强自宽解^①，三也。

注

①宽解：宽慰，解除忧愁。

造物劳我以形，遇病稍闲反生庆幸，四也。
宿业^①现逢不可逃避，欢喜领受，五也。

注

①宿业：前世的善恶因缘，旧业。

家室和睦，无交谪^①之言，六也。

注

①交谪：互相埋怨。

众生各有病根，常自观察克治^①，七也。

注

① 克治：克制私欲邪念。

风露谨防，嗜欲淡泊，八也。

饮食宁节毋多，起居务适毋强，九也。

觅高明亲友，讲开怀出世之谈，十也。

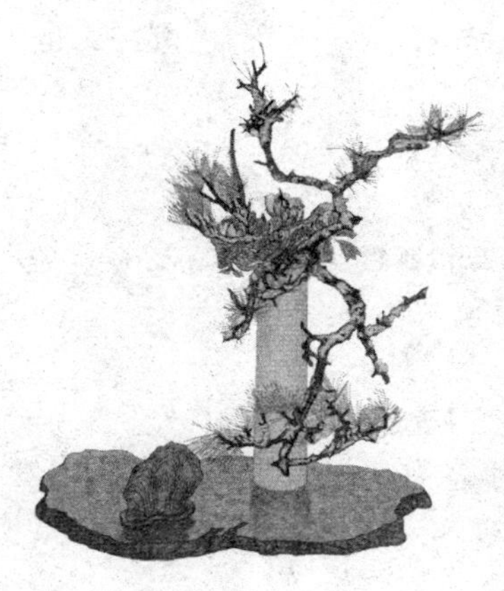

病有十不治

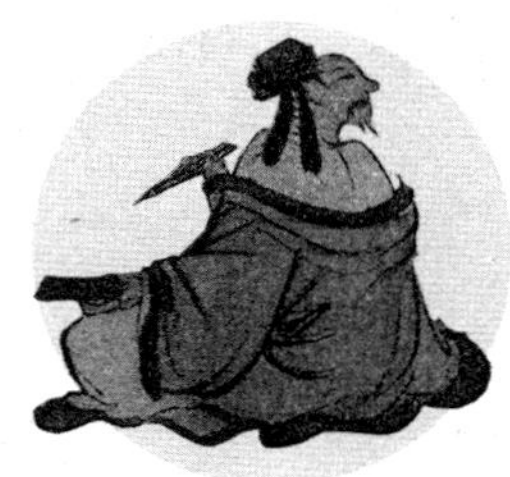

操欲惛^①淫，不自珍重，一也。

注

①惛（tāo）：用同"叨"，意为贪。

窘苦拘囚，无潇洒之趣，二也。

怨天尤人，广生烦恼，三也。

今日预愁明日，一年常计百年，四也。

室人噪聒^①，耳目尽成荆棘，五也。

注

①噪聒：嘈杂。

听信师巫祷赛^①，广行杀戮^②，六也。

注

①祷赛：祈神报赛。
②杀戮：大量杀害，屠戮。

寝兴^①不适，饮食无度，七也。

注

①寝兴：睡下和起床，泛指日夜或起居。

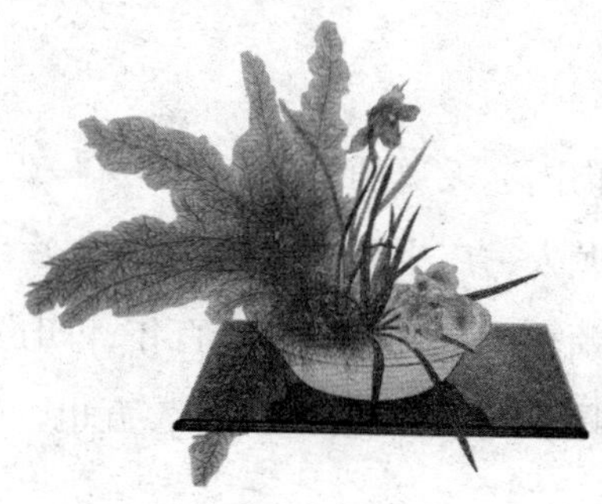

讳疾忌医，使虚实寒热妄投，八也。

多服汤药而涤[1]肠胃，元气渐耗，九也。

①涤：洗。

以死为苦，与六亲眷属常生难割舍之想，十也。

众生诸苦，病居第一。

愚者以苦生苦，如蚕作茧；智者于苦灭苦，如鸟脱笼。

余悲众生障[1]深，难即解脱，书之以作方便法门[2]耳。

①障：佛教语，谓妨碍修行正果的罪业，比喻人的罪孽。

②门：佛教用语，原指修行者入道的门径，今泛指修德、治学或做事的途径。

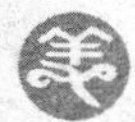

长生在惜精论

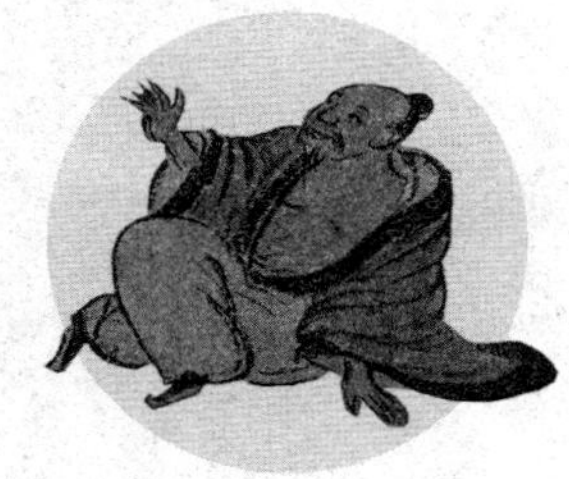

钟离师曰：长生不死由人做。长生亦有道乎？

昔箕子序六极曰：凶短折。则知人之不能永年[1]者，亦自戕[2]其生也。譬诸草木方长，从而折之，鲜[3]有能畅茂者矣。

注

①永年：长寿。

②自戕（qiāng）：自我伤害。

③鲜：少。

盖人身三宝曰精气神者，人谓修丹须断淫欲，养生者当以此为第一义也。

或曰：炼精者，炼元精，非交感之精，岂在淫欲之断乎？不知元精与淫佚之精本非二物，凡人未交感时，身中无处有精。

注

①交感：性交。
②淫佚：同"淫泆"，淫荡之意。

《内经》云：肾为精府。又云：五脏各有脏精，并无停泊之所。

盖此时精皆涵于元气之中，未成形质，唯男女交感，此气化而为精，自泥丸①顺脊而下，至膀胱外肾而施泄。

注

①泥丸：道教语。脑神的别名。

则此精即为渣滓①之物，而曰交感之精矣。

①渣滓：精选提炼后的残渣。

是其生于真一①之中，则为元精；漏于交感之中，则为淫欲。

①真一：道教名词。本指保持本性，自然无为。后多用以指养生的方法。

其为元气则一也。是以修仙家只留得精住，则根本壮盛，生气①日茂。

①生气：活力。

若欲心不息，灵根不固，此精日耗，元气日少，渐渐竭尽而死矣。

乃世人于交感时，手按尾闾[1]，闭其淫佚之精，谓之留精不泄。不知留精者，当留于未成形质之先。

注

[1]尾闾：经穴名，长强穴别称，位于尾骨尖与肛门中点。

若俟[1]其成质而后止之，则此精已离肾府，而神气已去。

注

[1]俟：等待。

使败秽[1]之物积于腰肾之间，致酿成奇癖[2]之疾，何其愚哉？

注

[1]败秽：腐败污秽。
[2]癖：潜匿在两胁间的积块。

　　而盲师[1]又诳[2]之曰：宜引此精自尾闾夹脊双关而止，乃为返精补脑，名泥水金丹。

注

①盲师：算命的盲人。
②诳：欺骗，瞒哄。

　　噫！是杀人而不操刃者也，能逃天谴[1]乎？

注

①天谴：上天的责罚。

　　然则人之欲留精者，必于平时清心纯念上做工夫始得。

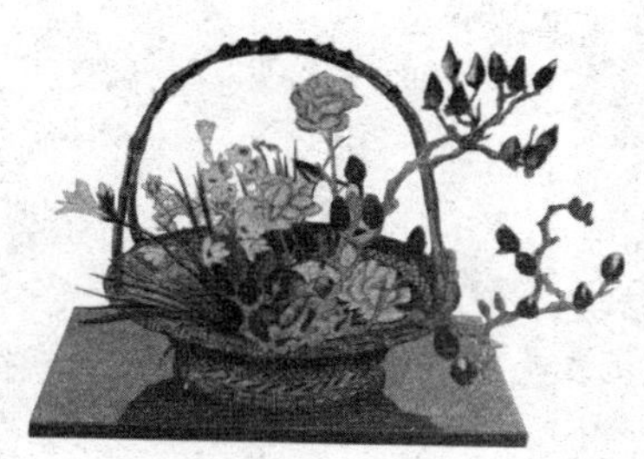

前修格言

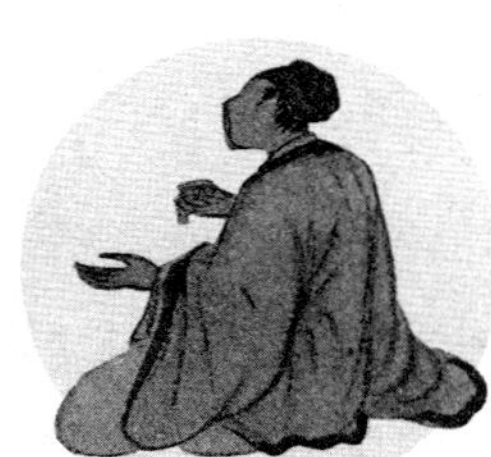

《太上玄镜》曰：纯阳上升者谓之气，纯阴下降者谓之液，气液相交于骨脉之间谓之髓，相交于膀胱之外谓之精。

心气在肝，肝精不固，目眩[1]无光；

① 目眩：眼花。

心气在肺，肺精不固，肌肉瘦弱；

心气在肾，肾精不固，神气减少；

心气在脾，脾精不固，齿发浮落。

五脏之中，肾为精枢[1]，心为气管，真精在肾，余精自还。

注

[1]枢：重要的或中心的部分，起决定性作用的部分。

下曰：真气在心，余气自归元府[1]。

注

[1]元府：中医学名词，即汗毛孔。

吕祖师曰：精养灵根气养神，此真真外更无真，神仙不肯分明说，迷了千千万万人。

又曰：二八[1]佳人体似酥[2]，腰间佩剑斩愚夫，虽然不见人头落，暗里教君骨髓枯。

注

①二八：即十六岁。

②酥：柔腻松软。

彭祖曰：可惜可惜真可惜，自家有宝人不识，将来送于粉骷髅①，却向人间买秋石②。

注

①粉骷髅：对美貌妇女的轻蔑之词，意谓姣好容颜不过敷粉骷髅而已。

②秋石：一种药物的名称。

又仙真曰：尾闾不禁沧海竭，九转神丹都谩说①，总有斑龙②顶上珠，难补玉堂③关下阙。

注

①谩说：休说。

②斑龙：传说中为仙人驾车的彩龙。

③玉堂：玉饰的殿堂。亦为宫殿的美称。

寥阳师曰：夫人身中元气，日日发生，只为不知保养，故被二邪侵削。

何为二邪？风寒暑湿之邪，喜怒哀乐之邪，日夜攻伐①，所以元气耗竭，遂至于亡。

注

①攻伐：指二邪对身体有损，犹如攻打讨伐。

真人知道，保命在留得元气住，故敢人升元精、保元气，合做一处，至坚至固，不耗不散，禁得二邪侵伐，然后能长生久视①。

注

①长生久视：形容长寿。

施肩吾曰：气是添年①药，心为使气神，能知行气主，便可作仙人。

注

①添年：延续年寿。

谭紫霄曰：神犹母也，气犹子也，以神及气，如以母召子，孰^①敢不至？

注

①孰：谁。

刘赤脚曰：神气自然，如子母相爱，只为尘情相隔，不能相见，若去了一分尘情，即有一分升降。

李清庵曰：心归虚寂^①，身入无为^②，动静俱忘，到这里精自化气，气自然化神，神自然还虚。

注

①虚寂：犹清静；虚无寂静。

②无为：道家思想，指要依天命，顺其自然，没必要有所作为。

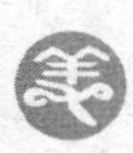

　　丘长春曰：修行须要三全。戒思虑，神全；戒言语，气全；戒色欲，精全。又要三满：神满，不思睡；气满，不思食；精满，不思欲。

　　或问：前修[1]格言既闻命矣，下手之工夫若何？

注

①前修：犹前贤。

　　曰：顾人之用力何如耳。吾之所以谆谆[1]于惜精者，盖以色心易动，欲火难禁，情念一兴，精离肾府。

注

①谆谆：耐心引导，恳切教诲的样子。

　　或随溺[1]而出，或流溢于外，岂必交感[2]而后泄哉？

注

①溺：尿。

　　故曰：有感于中，必摇①其精。此古人避色如避仇之说也。

注

①摇：动摇。

　　是当于欲动之时，急转念头，即行调息①之法，呼接天根，吸接地根，内有所事，则欲亦可回。

注

①调息：调节呼吸。

　　始虽强制，久则自然。

　　如纵其淫泄，则百媚红颜，断送万万千千

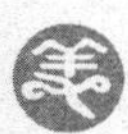

少年性命；一堆黄土，埋藏多多少少盖世英雄。

兴言及此，宁不寒心？是以圣贤专为后嗣①计，自有天然之节制，何也？

①后嗣：后代。

男子十六而精通，二十以前两日复①，三十以后十日复，四十以后月复，五十以后三月复，六十以后七月复，故曰六十闭户，乃时加爱养，以为寿命之本也。

注

①复：重复，重来。

否则，虽勤吐纳导引①服饵药石②何益哉？唯能保守此精，则气壮神全，长生可渐致矣。

①吐纳导引：吐纳属气功中的炼气技法，导引是我
　国古代的呼吸运动（导）与肢体运动（引）相结
　合的一种养生术。
②饵药石：服药。

或曰：人有一饮而倾[1]四坐，日拥侠邪[2]
二八以为乐，乃年老而未艾[3]。

①倾：倾倒。
②侠邪：引申指不正派、邪恶。
③未艾：未止。

有疏仪狄[1]，屏骊姬[2]，以二戒为竞[3]，竞[4]
未艾而艾[5]，此曷[6]以故？

①疏仪狄：仪狄，酒的代称。疏仪狄，少饮酒。
②屏骊姬：摒弃貌美的姬妾。
③竞：追逐的目标。
④竞：通"竟"，居然，竟然。

43

⑤未艾而艾：艾，停止，死亡。未艾而艾，在不应
　去世的年纪去世，指早亡。
⑥曷：何，什么。

　　曰：是系于人之所禀①不同耳，然鲜②有不
伤于所恃③者，唯能爱生可延生也。

注

①禀：禀赋。
②鲜：少。
③恃：依赖，仗着。

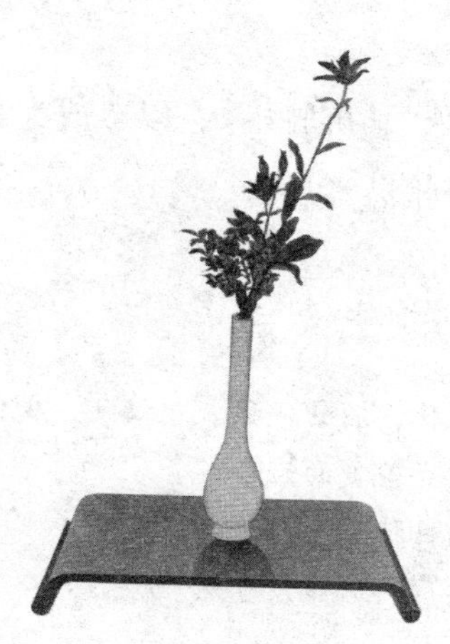

修行始事

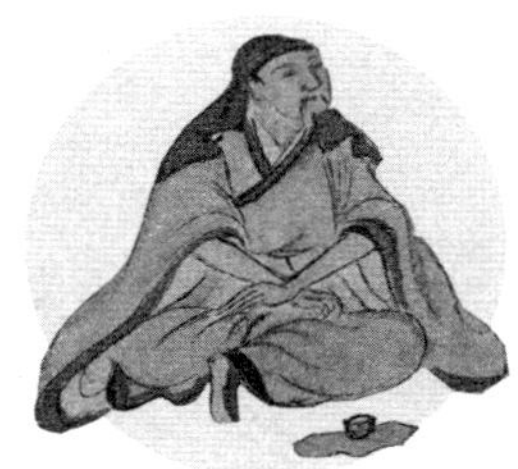

初学修行，当先认炉鼎①。

①炉鼎：炉灶与鼎，炼丹工具。

《九真玉书》曰：修丹者，先正其炉。炉者鼎之外垣①，身是也。

注

①外垣：外壁。

炉分八门，曰耳目口鼻，是为橐龠[①]。阖[②]辟之户既认明的，须理会安炉立鼎。

注

①橐龠（tuó yuè）：古之鼓风用之袋囊。
②阖：总共，总之。

慎起居，节饮食，调寒暑，少眠睡，收拾身心，惩忿窒欲[①]。

注

①惩忿窒欲：克制愤怒，抑制嗜欲。

惜精、惜气、惜神，使四大安和，神完[①]气足，则此身方成炉鼎，可为入药[②]之基矣。

注

①完：完全，饱满。
②入药：用作药物。

然未敢遽^①议行火。盖初入门之人，斫^②丧既多。

①遽（jù）：突然。
②斫（zhuó）：损害，伤害。

此身是个虚器，大药^①未生而行火候，则虚阳上攻^②，适自焚其躯也。

注

①大药：道家的金丹。
②虚阳上功：阴精亏损，阳失所附而上犯。

须营静室，室不宜太明，太明则伤魂；不宜太暗，太暗则伤魄；室中只设一香炉，一灯檠^①、一静几^②、一禅榻而已。

①檠（qíng）：灯架。
②几：小或矮的桌子。

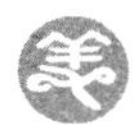

须办肯心[1]，此事若非真为生死，鲜[2]不中道而辄[3]。

注

①肯心：称心。

②鲜：少。

③中道而辄：中途放弃。

故必立志坚刚，割舍不系，直前不回。

常观此身如牵牛入屠市，步步近死，既以死为念，则步步弃割，虽有境物纷华在前，目无所见，耳无所闻。

念念尽忘，此身亦舍，何况其他？纵遇患难，永无退心，必不以缘分浅、根气薄而自暴自弃[1]也。

注

①自暴自弃：暴，糟蹋、损害；弃，鄙弃。自己瞧不起自己，甘于落后或堕落。

须屏①众缘，盖学道之人，第一要断缘简事②。

注

①屏：摒弃。
②简事：简化事务。

如内接家务，外综世事，不唯劳形役心，牵缠业障①，留恋人我，何时得了！必屏除之。

注

①业障：佛教指妨碍修行的罪恶。

所谓旧缘渐减，新缘莫结也。

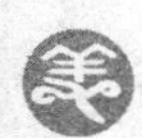

次学打坐①，须浓铺茵褥②，使身不苦③，解宽衣带，使气不滞，塞充④垂帘，正身端坐。

注

①打坐：原指僧道盘腿闭目而坐，使心入定。现也指闭目凝神而坐。

②浓铺茵褥：铺上厚的褥垫。

③苦：感觉难受。

④塞充：填塞充满。

耳对肩，眼对鼻，鼻对脐，坐毋倾侧，毋倚靠，要安舒，要自然。

息不可粗，不可促，不可闭，不可抑，出入往来，务令绵绵①。

注

①绵绵：微细，连续不断的样子。

不可着意①，念起即觉，觉之即无，所谓
不怕念起，只怕觉迟。

注

①着意：刻意。

若能如此，自然四大①轻爽，即安乐法
门也。

注

①四大：道家以道、天、地、人为四大。

然打坐最是难事，若内无静定工夫，不免
束心太急，致生狂疾，如何坐得安稳？

昔有武人慕道，礼师以求打坐，师不许上
蒲团①，令供薪水②之役。

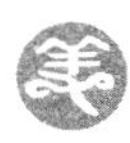

①蒲团：指以蒲草编织而成的圆形、扁平的座垫。
②薪水：柴和水。借指生活必需品。

如是岁余，乞容一坐。师曰：此蒲团一上便不可下了，汝自思之。

因其固求，乃使之坐。坐未半时，求下甚急。

师令抬大石压其两腿，疼不可忍，大声曰：我以杀人为事①！旧性复发。师叱②而逐之。

①事：职业。
②叱：大声呵斥。

其人去而复返曰：事①师久矣，幸赐一诀。

①事：侍奉。

师曰：我适以石压汝足，汝觉疼乎？

曰：疼。

师曰：疼处就有道。其人遂大悟，安坐而成道。

今之学者，只舍不得这疼，倘真为生死事大。

若父子天亲如何可割？则思一日无常，子亦难代，身中自有真种子在也。

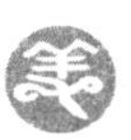

注

①真种子：指本性、元神或者天心等。

夫妇恩情如何可割？则曰：夫妻本是同林鸟，大限来时各一天。身中配偶何乐如。

注

①大限：迷信指寿数已尽，注定死亡的日期。

一切家中所有所用如何舍得？则曰：来时空手，去亦空拳，无常买得不来否也。

参透^①此间，忍得此疼，一刀两段，何道之不可成哉！

注

①参透：彻底领悟。

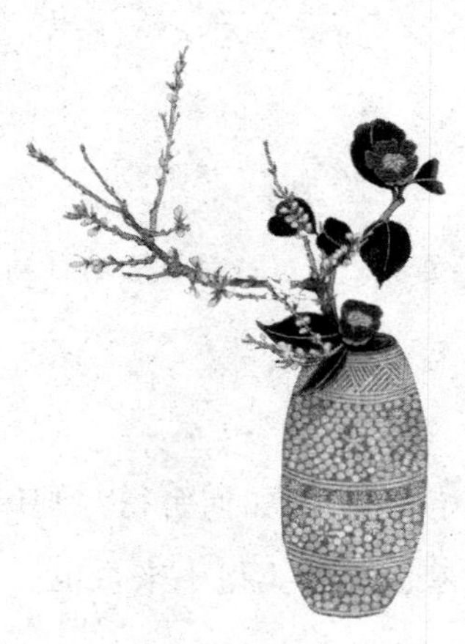

产药川源论

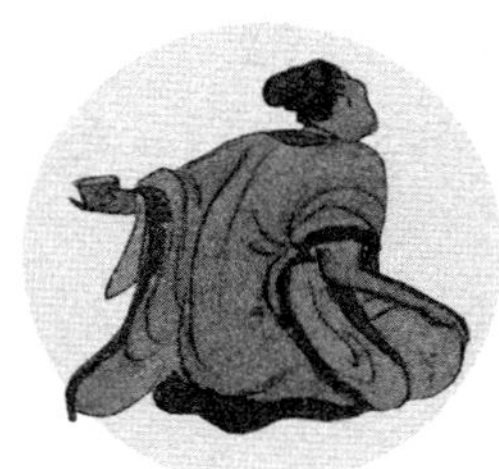

元精①生于肾，仙家借肾府为发生②之地，不是用肾，乃向肾中作用。此肾为产药川源③也。

注

①元精：指人体的精气。

②发生：萌发，滋长。

③川源：河川的源头，此处指源头。

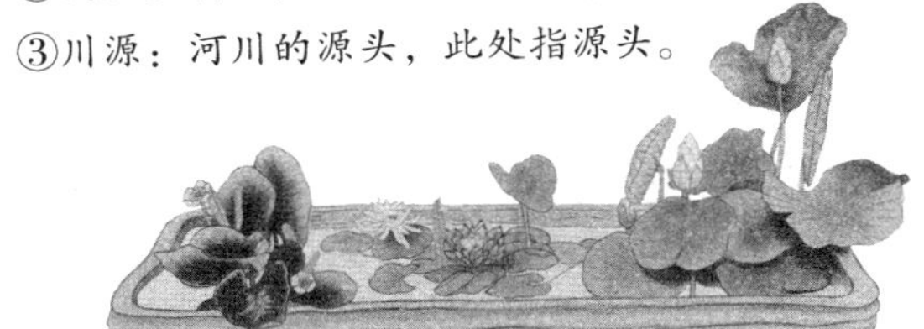

　　人或不知，即谓两肾中间别有一穴，真阳①伏藏于内，修丹但②用真火③，逼出这点真阳以为用耳。

①真阳：寓于命门之中，为先天之真火，是肾生理功能的动力，亦可说是人体热能的源泉。
②但：只，仅。
③真火：心中的火。比喻旺盛的生命力。

　　岂知身中所有，皆后天渣滓①之物，仙家不用。

①渣滓：杂质，糟粕。

　　若果有元气伏于一穴之内，亦是渣滓矣。

　　故经曰：水者，大丹①之根源也。天一生

水[2]，其位在北，其卦为坎[3]，乃吾身药物所产之处也。

①大丹：又称内丹，以人身三宝精气神作为药物，在体内修炼成丹。

②天一生水：源自远古时代对天象的观测，是为"河图"。

③坎：八卦之一，代表水。

夫元精生于肾，使非静翕[1]则不能生，故作丹必心气下交于肾，肾含受[2]而翕聚之，然后能成变化而生元精也。

①静翕（xī）：静指处于静态；翕指闭合。

②含受：接纳并吸收。

心气下交，只是凝神入气穴耳。凝者非凝聚也，夫神至灵至妙，潜[1]天潜地，如何凝聚得？

①潜：隐藏。

　　但息念而返神①，神返于心而不外驰，则气亦返于身，渐渐沉入于气穴②矣。

①返神：神内守或者神藏于心内。
②气穴：足少阴肾经的常用腧穴之一，出自于《针灸甲乙经》，别名胞门、子户。

　　气果有穴乎？葆真子曰：人之元阳真气，散于四肢百骸之间，为视听言动之用，岂有区区藏伏一穴之理？

　　若指一处而注想之，终必成疾，修丹者不可泥①于凝神入气穴之言也。

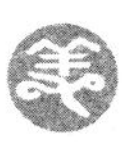

注

①泥：拘泥。

此金丹大道，唯借肾为发生之地，以其为气之会、故曰气海①；

注

①气海：经络穴位名。位于腹正中线脐下一寸五分处，属任脉经。

以其深而在下，故曰气穴；以其为金华所生，故曰华也。

作丹只要气沉到此处，非用魂注想①之谓也。

注

①注想：注望念想。

元太虚曰：凝神入气穴之法无他，只是收视返听、回光内照①而已。

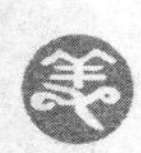

注

①回光内照：闭目内视。

夫回光内照，非执着所在而用意观照之也，不过静虚以返神于内。其实观无所观，照无所照，而亦未尝不观照①也。

注

①观照：用心光向心中看，向心中照。

下手①之功何如？诀曰：专处致柔，在乎忘情识②。

注

①下手：实践。
②情识：感情和意识。

忘情识之捷①，在乎心息相依。心息相依，则情识不期忘而自忘矣。

注

①捷：捷径。

是息也，出入有声谓之纵①，出入不尽谓之滞，往来频促谓之喘。

注

①纵：放任，不拘束。

不纵不滞不喘，绵绵若存，用之不勤，庶①乎心息相依自然矣。

注

①庶：差不多。

然舍"调"之一字，其奚以？或上机①之士，但觉念起，即用调息，略照一照，无念即止，不可太着意也。

①上机：上等资质。

　　如以意照之，则累照者多矣，又须加一忘字。

　　盖忘与照一而二，二而一者也。

　　当忘之时，其心湛然①，未尝不照；当照之时，纤尘不染，未尝不忘，其忘乃真照也。

①湛然：安然的样子。

　　或有随照而昏散①者，因平日千思万虑，纷扰之甚，宅②无一主。

①昏散：神志不清，思维涣散。
②宅：住处，这里引申为心神。

一旦骤然收拾，把持不定，故随照随乱也。

治[1]之如何？才觉妄动，即融[2]妄归真，归之岂外于忘照这些工夫耶？

注

①治：处理。

②融：调和。

此正动静之机，神一出即收回之说尽矣。

使照之而不胜，不可强制，且去应事以遣[1]之，亦不可随乱而流，俟[2]其平和，即忘之照之也。

注

①遣：打发，送走。

②俟（sì）：等待。

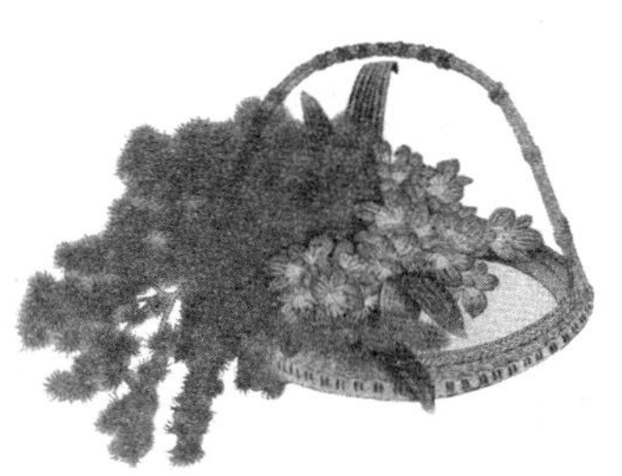

产药川源论

夫修炼至此，又岂有他术哉？只是采取先天之气，以为金丹[1]之丹也。

注

[1]金丹：古代方士炼金石为丹药，认为服之可以长生不老。

张紫阳曰：采者，采真铅于肾府；取者，取真汞于心田。

钟离师曰：肾中藏伏父母之真气，所谓铅也。铅中有真一之水[1]，曰铅中银。

注

[1]真一之水：道教名词，本指保持本性，自然无为。后多用以指养生的方法。

肾气传肝气，肝气传心气，心气自涵而为液，所谓砂也。液中有正阳之气[1]，曰砂里汞。

注

[1]正阳之气：纯阳之气。

传行之时，以法制之，使肾气不走失，气中采取真一之水，心液不耗散，液中采取正阳之气。

盖不采而采，采而不采，不取而取，取而不取。陈虚白所谓身心不动为采药也。

至如火候^①、药物，真火本无候，大药^②不计斤。

注

①火候：炼丹时所用的火力大小和时间长短。

②大药：指高等的修炼。

白玉蟾师曰：心者，神也，神即火也，气即药也，以火炼药而成丹，即是以神驭^①气而成道也。

注

①驭（yù）：驾驭，控制。

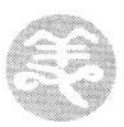

夫修炼而至于成道，则神气浑融①，婴儿②显象。

注

①浑融：浑合，融合。谓融会不显露。

②婴儿：道家指铅。

婴儿者，即我一灵真性，纯阳①不杂耳。

注

①纯阳：纯一的阳气。

白玉蟾师又曰：人但心中无心，念中无念，纯精纯气谓之纯阳。

仙家只是教人养神，因人迷溺嗜欲，不能一刀两段，故设为长生之说以诱之。

人贪长生乃肯去做，一心修炼养气，其实借炼精炼气以系此心，养得元神灵妙，非是元神之外，精气别结一个婴儿也。

然必静虚之极，无我之至，始得脱胎神化。

　　李清庵曰：身外有身，未为奇特，虚空粉碎，
方是全真。旨哉！旨哉！

注

①旨哉：美好呀！

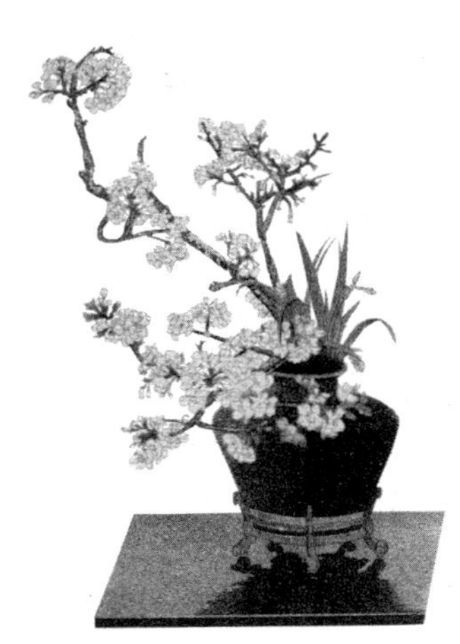

产药川源论

精气神论

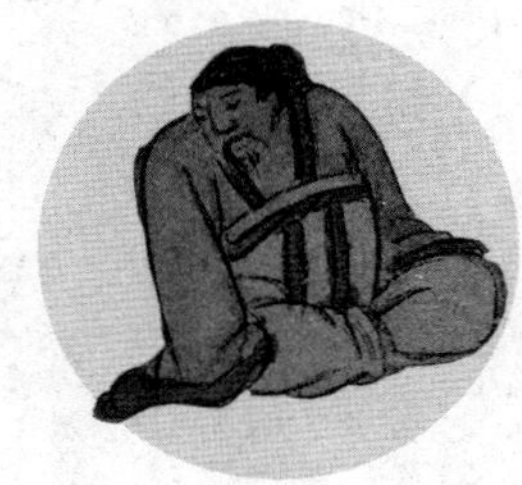

或问：紫阳师曰，炼气者，炼元气，非呼吸之气。然则元气恶乎在耶？

曰：元者混于杳冥恍惚①之中，而实不离于呼吸之气者也。

注

①杳冥恍惚：奥秘莫测，难以捉摸。

朱紫阳曰：天地只是一气，自今年冬至到

明年冬至，唯这一个呼吸，呼是阳，吸是阴。

玄同子曰：呼乃气之出，故属冬至之后，大则为天地一岁之呼吸，是以仙家千绪万端，譬喻[1]不过呼吸二字而已。

①譬喻：比喻，打比方。

问：人身一呼一吸谓之一息，而经言调真息，又言胎息，果呼吸之息欤[1]？

①欤（yú）：句末语气助词，表示疑问、感叹、反诘等语气。

曰：人身一日，一万三千五百呼，一万三千五百吸，一呼一吸，谓之一息。

《丹经》曰：天地呼吸于内，故长久。人能效天地呼吸于内，亦可与天地同其长久。

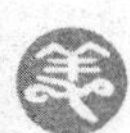

但常人之息以喉，则元气亦随之而出耳。

且以调息①之法言之，盖调久则神愈凝，气愈微，久之又久，则鼻息全无呼吸，止有微息在脐上往来，与婴儿在母腹中一般，所以谓之胎息。

注

①调息：运用意识，通过调整呼吸使意气相合，以后天气换取先天气。

乃神气大定，自然而然，非有作为也。然此要在忘机绝念①做工夫，故曰：心定则息自调，静久则息自定。

注

①忘机绝念：忘掉智巧变诈的心计，断绝俗念。

修炼至于胎息①，而后气归元海②。气归元海而寿无穷矣。

注

①胎息：是一种心性与命所达到无念无为之表现。

②元海：指气海穴，即中丹田。

世有教人抑息①者，抑则勉强以制之，非自然之妙也。

注

①抑息：抑制呼吸。

《丹经》曰：服气①不伏气②，伏气非服气，服气不长生，长生须伏气。

注

①服气：又称"食气""行气"。指呼吸吐纳锻炼，以呼吸为主。

②伏气：指道家的吐纳修炼法。

盖服者如鱼吞水，入者即出，不能存也；伏者如猫捕鼠，使气不走泄，结而成丹即含光，

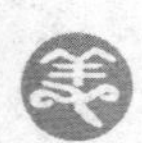

所谓内气不出，外气不入也。

或又问：紫阳师云炼神者，炼元神，非思虑之神。

二者果有异乎？曰：心也，性也，神也，一也。以其禀受于天，一点灵明谓之元神；后来为情识所移，则此汨没于其中，遂成思虑之神。

其实元神浑浑沦沦[1]，不亏不欠。人能回光返照，去其情识，则此思虑者，莫非元神之妙用矣。

①浑浑沦沦：不分明、浑然一片，或物之不可分。

或曰：精气神之在人也，均谓之宝，均所当重也。然紫阳师以神为君，以精为主。

夫人之有身，动静语默[1]，皆此气为之运用，是故气聚成形，气散则绝命，气独非人之本乎？

①动静语默：行走坐卧，一言一行。

曰：精神固非二物，神气原不相离，三者一以贯之①者也。

①一以贯之：用一个根本性的事理贯通事情的始末或全部的道理。

而元精①、元气②、元神③主宰于其间，自然相生而不穷耳。

故紫阳师云：元神见则元气生，元气生则元精产。

是以元精炼交感精，以元气炼呼吸气，以元神炼思虑神，二物混成，与道合真，自然元精固而交感之精不漏，元气住而呼吸之气不出，元神全而思虑之神不起。

修丹者，修此三者，故全也。

注

①元精：人体的精气。

②元气：指人的精神，精气。

③元神：人生命活动的精髓。

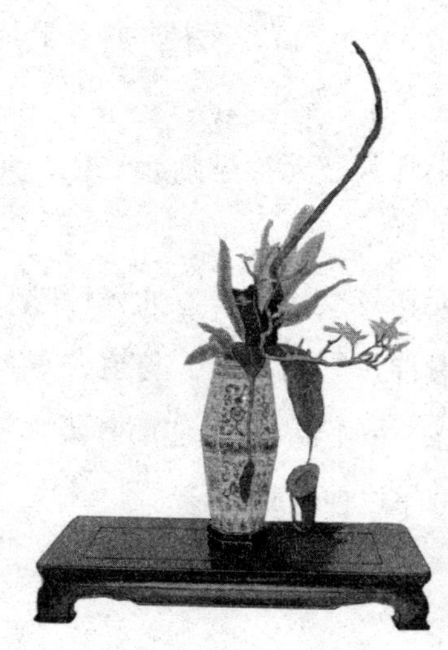

仙师六字治病诀

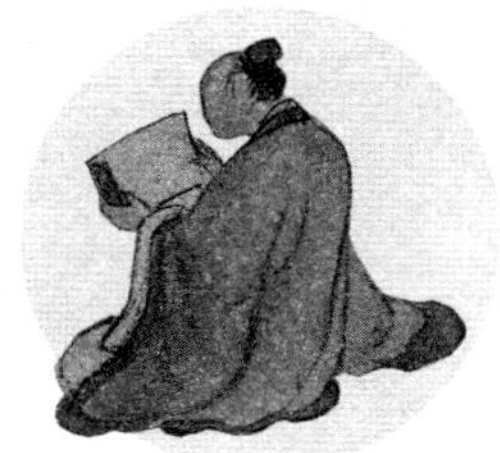

此诀治五脏六腑之病，即呵、呼、呬[1]、吹、嘻、嘘也。

注

[1] 呬（xì）：嘘气，运气吐纳一法。

以呼而出脏腑之毒气，为泻，呼字。

以吸而探天地之清气，为补，吸字。

凡入室静坐，扣齿[1]，咽津，先念呵字治心，念毕即徐徐吸之，出多入少，俱勿令闻声。

①扣齿：敲击、敲打牙齿。

盖闻则气粗，反伤气也。如此六度[1]。倘口内有液，咽下一口亦可。

①度：量词，次，回。

次念呼字治脾，次念呬字治肺，次念嘘字治肝，次念嘻字治三焦，次念吹字治肾，悉如呵字法，各六度，是为三十六小周天[1]也。

①小周天：内气在体内沿任、督二脉循环一周，即内气从下丹田出发，经会阴，过肛门，沿脊椎督脉通尾闾、夹脊和玉枕三关，到头顶泥丸，再由两耳颊分道而下，会至舌尖（或至迎香，走鹊桥）。与任脉接，沿胸腹正中下还丹田。

又看何脏腑受病，如目病，即念嘘嘻二字，如前法各十八遍，总之为三十六，连前为七十二，谓之中周①也。

①中周：指中等的人体内的经络循环。

又依前法，念六次，各六度，是为三次三十六，合前共计一百单八，为大周①，曰百八诀也。

①大周：有体内体外之分。体内大周天是指全身经络之大循环。体外大周天是指人体之气与天地自然之气相互交换。

凡遇各脏之病，即根据各诀行之，不拘时候，大约阳时，不拘以数限。

总之三百六十以应周天之数，尤为神妙。

然修养家又谓肾无泻法，故曰四时①常用嘻，八节②不须吹也。

①四时：指四季。

②八节：八节指二十四节气中的八个主要节气，立春、春分、立夏、夏至、立秋、秋分、立冬、冬至，用以指导汉族民间耕作。

又考《四时常摄论》，春，肝气盛者，调嘘气以利之；夏，心气盛者，调呵气以疏之；秋，肺气盛者，调呬气以泄之；冬，肾气盛者，调吹气以呼之。

此治于未病之意，不在区区①药石间也。

注

①区区：形容微不足道。

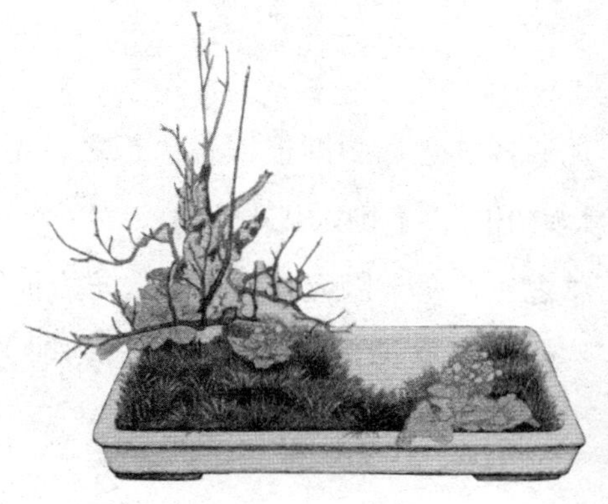

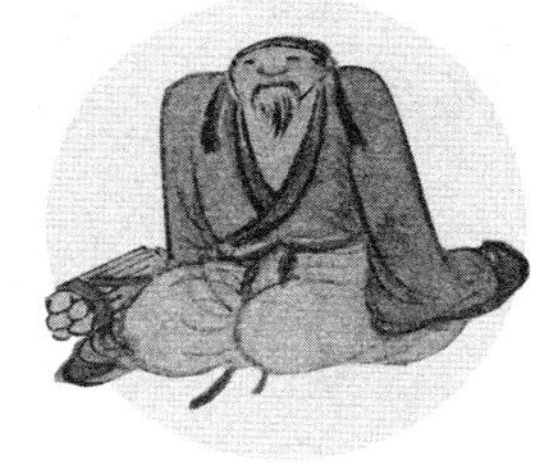

神水滋养法

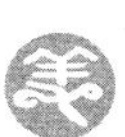

　　吕祖曰：舌上之水，可以活人①，但要知天机潮候②，每日依时下上。

①活人：使人有生气。

②天机潮候：指自然的阴阳变化。

　　面东静坐，舌抵上颚，自然舌上二窍神水逆流，心液滋合，一如潮涌，充满口颊，上润顶门①，中注五岳②，分作三咽，送下丹田。

①顶门：指头顶的前部。

②五岳：五官。

　　行之十日，肌肤莹润，面色光泽，百日功成，永照心经诸疾矣。

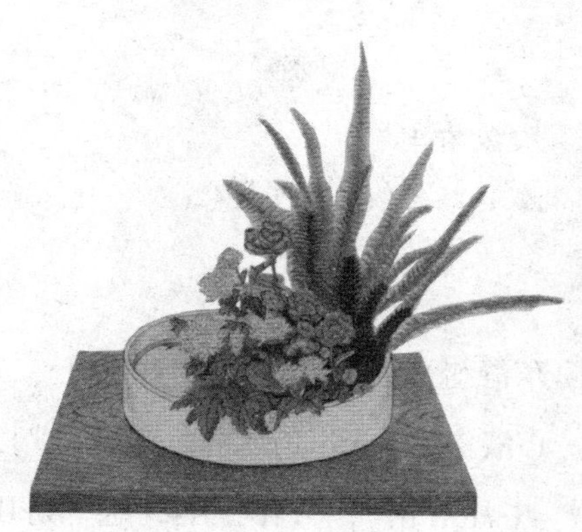

天机潮候

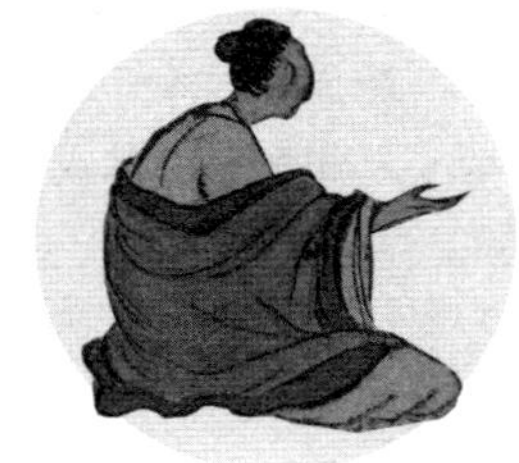

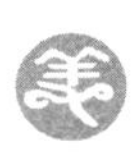

　　初一日子午末。二日丑未初。三日丑未正。四日丑未末。五日寅申正。六日寅申末。七日卯酉初。八日卯酉正。九日辰戌正。十日辰戌末。十一日巳亥初。十二日巳亥正。十三日巳亥末。十四日子丑初。十五日子丑正。十六日子丑末。十七日子午末。十八日丑未初。十九日丑未末。二十日寅申初。廿一日寅申末。廿二日卯酉初。廿三日卯酉正。廿四日卯酉末。廿五日辰戌初。廿六日辰戌末。廿七日巳亥正。廿八日子午初。廿九日子午正。三十日子午末[1]。盖此时人身气血亦朝②至顶也。

注

①十天干十二地支：甲、乙、丙、丁、戊、己、庚、辛、壬、癸被称为"十天干"，子、丑、寅、卯、辰、巳、午、未、申、酉、戌、亥叫作"十二地支"。两者按固定的顺序互相配合，组成了干支纪法。

②气血亦朝：汇聚。

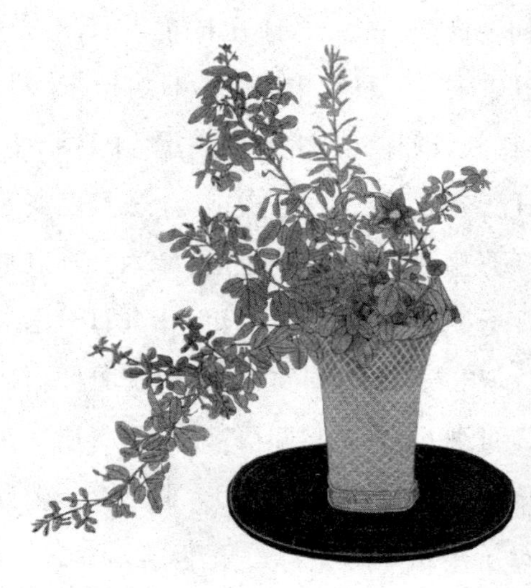

八段导引①法

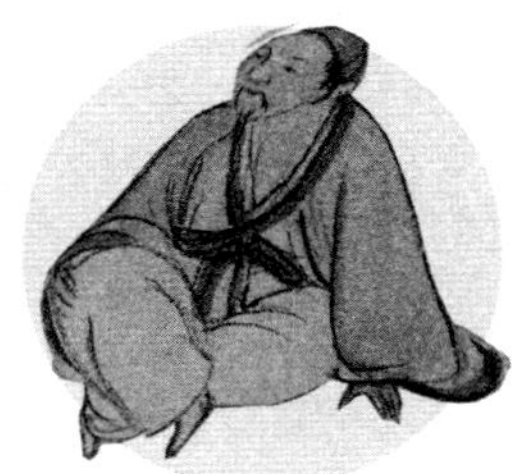

（亦可却病②，又名八段锦③）

注

①导引："导"指"导气"，导气令和；"引"指"引体"，引体令柔。导引是我国古代的呼吸运动（导）与肢体运动（引）相结合的一种养生术。

②却病：指消除病痛。

③八段锦：中国古代气功功法，导引术的一种。

闭目冥心①坐，握固静思神。

闭目冥心，总以求静。坐法以左脚后跟曲

顶肾根[2]下动处，不令精窍漏泄，谓之握固[3]。

注

①冥心：泯灭俗念，使心境宁静。

②肾根：会阴处。

③握固：此处指筑基的完成阶段，点滴不漏，精满

　　而不欲，永不起阳时，才算丹基成，此为握固。

叩齿三十六，两手抱昆仑。

头面谓之昆仑。叉两手向顶后，数九息，

勿令耳闻。

左右鸣天鼓[1]，二十四度闻。

移两手心掩两耳，先以第二指压中指，弹

击脑后，左右各二十四次。

注

①鸣天鼓："鸣天鼓"是我国流传已久的一种自我

　　按摩保健方法。最早见于邱处机的《颐身集》，

　　原书这样描述"两手掩耳，即以第二指压中指上，

　　用第二指弹脑后两骨做响声，谓之鸣天鼓（可去

风池邪气）"。此法可以起到健肾壮腰的作用，对头晕、健忘、耳鸣等肾虚症状有一定的预防和康复作用。

微摆撼天柱。

摇头左右顾，肩膊转动，二十四次。

注

①天柱：天柱穴是足太阳膀胱经上的常用腧穴之一，位于颈后区，横平第 2 颈椎棘突上际，斜方肌外缘凹陷中，在斜方肌起部，深层为头半脊肌；有枕动、静脉；布有枕大神经分支。主治痹证，鼻塞，目痛，癫狂痫，热病。

赤龙搅水精。

赤龙者，舌也。以舌搅口齿并左右颊，待口中津生。

漱津三十六，神水满口匀；一口分三咽，龙行虎自奔。

液为龙，气为虎。

闭气搓手热。

以鼻引清气，闭之少顷，搓手甚急，令热极，鼻中乃徐徐放出气。

背摩后精门。

精门者，腰后外肾也。合手心摩[1]毕，收手握固。

注

[1]摩：擦，蹭，接触。

尽此一口气，想火烧脐轮。

闭口气，想用心火下烧丹田，觉热极，即用后法，丹田在脐轮下一寸三分。

左右辘轳转[1]，两脚放舒伸。

俯首摆撼两肩三十六次，后将两脚放开舒直。

注

[1]辘轳转：指想象火在丹田处如轮子般转动。

叉手双虚托，低头攀足频。

先叉手相交，向上托空三次，后以两手向

前攀脚心十二次，乃收足端坐。

以候逆水上。

喉中津液生，如未生，再用搅水法。

注

①候：等候。

再漱再吞津；如此三度毕，神水九次吞。

谓再漱三十六，如前口分咽，乃为九也。

咽下汨汨①响，百脉自调匀；河车搬运讫，发火遍烧身。

摆肩并身二十四，及再转辘轳二十四次，想丹田火自下而上遍烧身体，想时口鼻皆闭气少顷。

注

①汨汨：形容水流动的声音或样子。

邪魔不敢近，梦寐不能昏；寒暑不能入，灾病不能侵。

子后午前①作，造化合乾坤，循环次第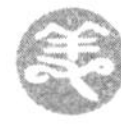

转，八卦④是良因。

注

①子后午前：子时之后午时之前。

②造化：创造化育。

③次第：依次，按顺序。

④八卦：是中国文化的基本哲学概念，八卦的形成源于河图和洛书。所谓八卦就是八个不同的卦相，八卦图传说是由太昊伏羲氏所画制。

法①于甲子日夜半子时起首行时。口中不得出气。唯鼻中微微放清气，每日子后午首各行一次。

注

①法：以……为规范。

然此修仙家能也，凡人事忙，不必拘定，但一日之中得身闲心静处，便是下手所在，多寡①随行可也。

注

①多寡：多少。

丹阳祖师回阳固本十六锭金诀

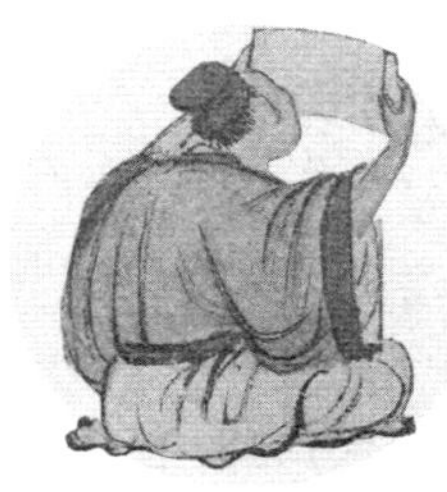

一升便提，气气归脐，一降便咽，水火相见。

凡修养家，以鼻为天门，以口为地户。地户常闭。天门常开，故此法只以鼻息为候。

遇鼻入息曰吸，即便升气，将下部前后着力一提，气气归脐也。

遇鼻出息曰降，即便放身自在，徐徐[1]出气，咽津一口，汩然有声，亦以意存送于脐中，乃是一降便咽，水火相见也。

注

①徐徐：速度或节奏缓慢。

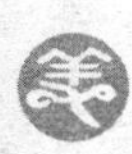

　　盖脐中乃真元所聚之处，真气悉藏于此，原胎息之所也，凡咽纳①之际，若有津液，尤为妙也。

① 咽纳：吞食接收。

　　一升一降，使气相会，心肾相合，水火相见，所以谓炼成离女液，咽尽坎男精也。

　　如此行之，不计度数，不拘时候，要行即行，要止即止。

　　一身之后，脐轮火炽①，两肾汤煎，腹中气转，如雷之鸣，小便渐减。

　　久而百病皆除，延年益寿矣。

① 炽：火势炽盛。

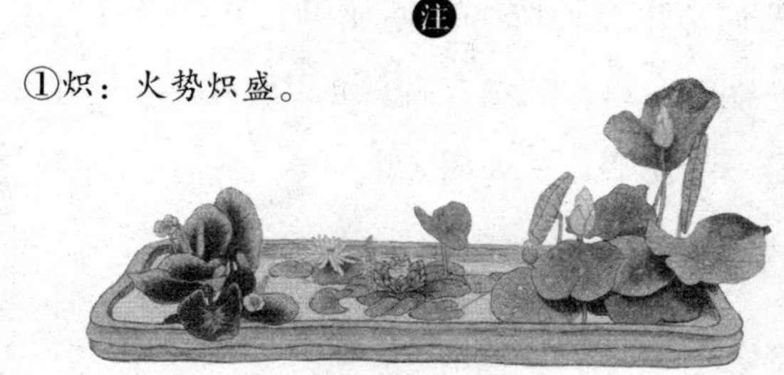

积气生精

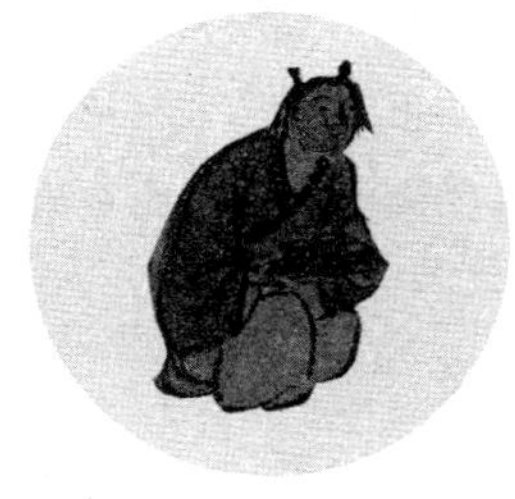

积气生精，不外神气相守之功，虽功同而用则异也。

凡精不足者，与欲开关[1]者，俱宜用积气生精之功。

①开关：开启，关闭。

凡神气不足者，与开关后者，俱宜用神气相守之功。

　　若人于酒色财气、思虑过度，耗其精神者，丹田空虚，下元[1]虚冷无力，入房易败，种子不结不射，宜于玄关[2]行真息升降。

注

①下元：下焦的元气。
②玄关：指道教内炼中的一个突破关口，道教内炼首先突破方能进入正式。

　　于子后午前，或食少腹虚之际，运机用息，行内呼吸，每于此玄关升呼降吸，为一息，俱会于命蒂[1]之处。

注

①命蒂：脐带的别称。

　　行真息即生真气，有真气即生真精，是积息正所谓积气也，积气正所谓生精也。

　　何也？真息乃气之阖辟[1]，真气乃精之父母。

注

①阖辟：闭合与开启。

故炼士①欲积气生精，须于积息中求之，每节积三十息，咽津一口，共积至十二节。以合周天一年三百六十日之数，数完自觉气满精生矣。

注

①炼士：修炼的人。

行旬日①功，禁欲节劳，保守精气，自有奇验。

注

①旬日：十天，亦指较短的时日。

久久行之，则精气生旺，诸病不生，开关之功全赖①于此。

注

①赖：靠，凭借。

　　凡一节三十息完，生华池神水①一满兑，是验也。

　　若津液不生，功夫不到，必须另为。

注

①华池神水：口水。

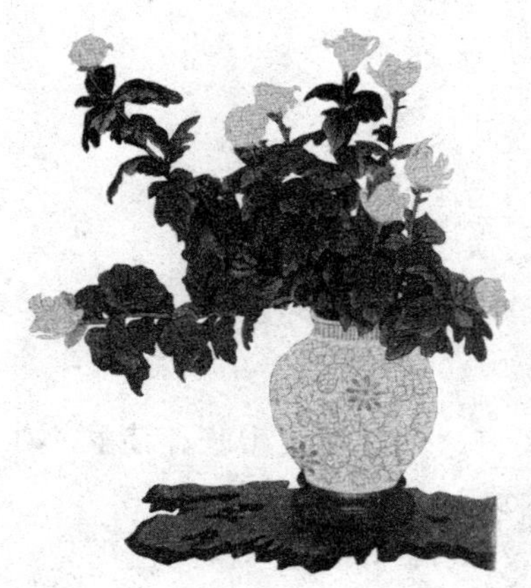

炼精化气

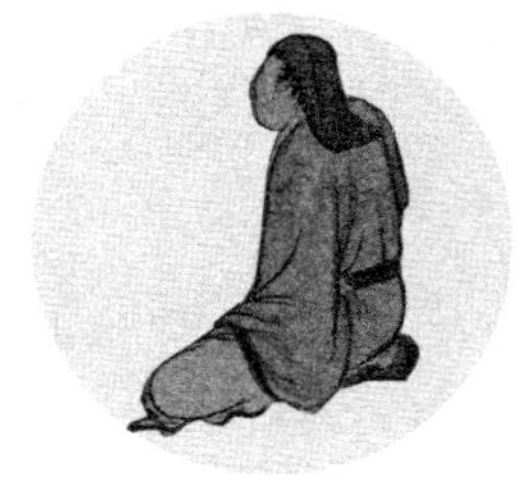

夫炼精化气[1]，乃逆行法也。

注

①炼精化气：道教术语，又称为百目关、小周天。其为内丹术筑基气功的第一阶段，即炼精化气，炼气化神，炼神还虚，炼虚合道。

欲知仙凡之隔，当知顺逆之分。

经曰：顺则成人，逆则成仙是也。

顺行则致一身之气化而为精，是以阳变阴，

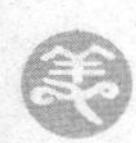

乃成人之道也。

　　凡人有所感触而兴起者，或交感①忍而不泄，或梦觉②交而未遗③。

注

①交感：男女交合。

②梦觉：睡梦和醒来。

③遗：不自觉地排泄精液。

炼精化气

　　犯此者，精虽未泄，然念头驰动①，而流珠便欲去人。

注

①驰动：驰，指向往。驰动指向往发生。

　　其精已离各脏腑，奔出于肾，凝聚于阴跷①、会阴②等处矣。

注

①阴跷：阴跷是八脉之一，部位在会阴穴，是采气的关键穴窍。

②会阴：针灸穴位名。位置在外生殖器之后，肛门之前，左右两腿之间。属任脉经。今一般指会阴穴周围部分。

由是其精有从溺[1]出者，有结为悬痈[2]者，有闭其窍溺不通者，有变为赤白浊[3]者，有变为淋沥[4]者，有致遗精不禁者，有凝结为痔漏[5]者，有积久不泄，遂致一溃倾命[6]者。

注

[1] 溺：排泄小便。后来作"尿"。

[2] 悬痈：中医学病名。一生于会阴处，又名骑马痈。一生于腭上，为初生小儿之症。

[3] 赤白浊：是一种疾病，意思是有湿热下流而致者，病从脾而及肾也。指小便浑浊不清而时并无尿道淋漓涩痛为主要特征的疾病，又称溺浊。

[4] 淋沥：小便滴沥涩痛之证。淋病主证之一。精浊从窍端淋沥不断之证。

[5] 痔漏：病名。指痔疮合并肛漏者。痔与漏为见于肛门内外的两种不同形状的疾患。凡肛门内外生有小肉突起为痔。凡孔窍内生管，出水不止者为漏；生于肛门部的为肛漏，又名痔瘘。

[6] 一溃倾命：溃指散乱，垮台，溃败，溃退。倾命指丧生。一溃倾命指很快丧生。

种种遗患，难以尽举。仙翁所以怜悯世人，立此炼精化气之法，以却^①其病，以延其年。

注

①却：去除。

非大有福缘者，不能遇此。须要知其聚精当为何时，及其炼精为何功耳。

如前云感触兴起、交媾^①不泄、梦交未遗者，非所谓聚精之时耶？

注

①交媾（gòu）：性交，交配，贬义词，通常指动物之间的性活动，媾和行为，交和的生理活动。

此时能根据法行炼精化气法十余转，则运所聚之精悉化为气，又何有疾患哉？

久久行时，则能使精元完固而可无漏矣。此炼精化气之法，人实难明其义。

譬精犹水泽也，能以法运精使升，不犹地气腾其水泽为云雾乎？

气升作甘津降下中黄，不犹云腾化作甘津以敷九野②乎？

注

①中黄：指人体的横膈膜。

②九野：九宫之方位，即东、西、南、北四方，东南、西南、东北、西北四隅及中央。此处指全身各处。

精出于肾，止聚于一处，到此复上泥丸，降下中黄，则散于一身四大矣。《易》所谓黄中通理是也。

诀曰：平气定其息，以手握龙身①，鼻息用力提，龙神往上奔。

注

①龙身：指龙的身躯。此处指人的身体。

神龙归大海，阴跷上暂停，自南转北去，须臾①到命门②。

①须臾：片刻，形容时间短，不久。

②命门：中医学中人体的一个重要组成部分，包含两层含义，一是指肾脏（即左肾右命门之说），二是指督脉命门穴。

驾起我白驹，挽着辘轳行，夹脊①三关过，曹溪上太清。

①夹脊：夹脊穴为经外奇穴之一，亦称华佗穴、华佗夹脊穴、佗脊、脊旁等。位于背部脊椎两旁，调节脏腑功能。

兴云布甘雨，阵阵落黄庭①，行此运气法，百病不来侵。

①黄庭：指《黄庭经》，为道家经典。

炼士请细玩之，乃有得①也。

注

①乃有得：获取，接受。

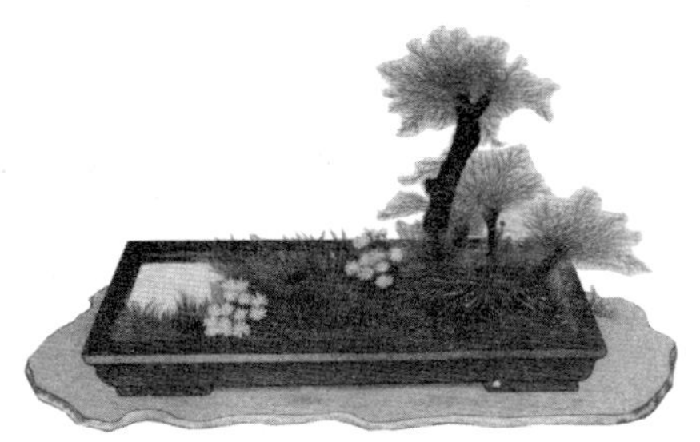

仙师口诀

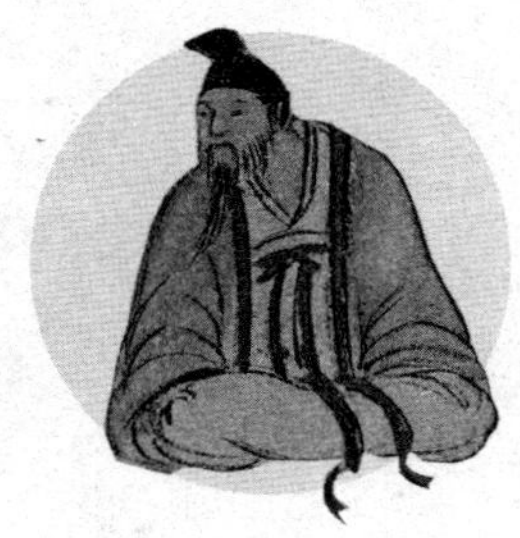

凡视听言动[1]，皆我神也。

注

[1] 视听言动：视听，指见闻。言动，指言行。视听言动指见闻和言行。

欲行功，须先以意收回所散之神，次聚内外两肾中间之气。

常兜^①二子向上，一遇阳生，即以左手中指掩马口^②，右手双指紧抵阴跷^③穴，随怒目切牙，吸鼻，咽气一口，驼腰憋腹，着力提搐^④入泓池^⑤水内。

注

①兜：做成兜形把东西拢住。

②马口：指尿道口。

③阴跷：阴跷是八脉之一，部位在会阴穴，是采气的关键穴窍。

④提搐：提，指引领。搐，指牵动，抽缩，机体受刺激而收缩。提搐指引领身体的抽动。

⑤泓池：指湖塘。

瞑目^①端坐，习静调息，息息归根，务令纯熟。

注

①瞑目：闭上眼睛。

又加导引按摩，吹吁呼吸，如有津液，漱咽下丹田。此乃筑基^①炼己之法也。

注

①筑基：打地基，打基础。

　　凡行坐动，须从缓缓，若存若忘，不可急忙取效，所谓急则反受其敌①也。

注

①敌：抵挡。

　　迨夫①调弄习惯，则放去收来多由得我矣。

注

①迨夫：迨，指等到，达到。夫，句中语气词。

　　每泓池中水火相见了，鼻中重吸一吸，咽气一口，则津液心火都下入丹田。

　　咽时即搐外肾①，便津气汩汩有声，然后徐徐稍放出气，如此谓之一次，少停再行。

注

①搐外肾：搐，指牵动，抽缩，机体受刺激而收缩。外肾，指男子外生殖器的统称。搐外肾指生殖器

官抽动收缩。

或略睡便起，不必拘于时候，要在次第[1]行之。

①次第：顷刻，转眼。

初次行一九，次七加之二九，至三九四九，数多为妙。

然亦不可执定数目，恐劳神耳。

已上法行之一年，则下田自实，第二年方可运用河车[1]法。

①河车：金丹学术语。指两肾所蕴藏的"水府真一之气"。因为两肾一左一右，好像日月周转，又好像两个轮子的配合运动，所以有"河车"之名。

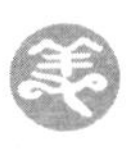

若神气充溢于四肢，津液流通于上下，谓之水火既济。

使阴阳交媾于丹田之内，后行河车转运，使真气循环于一身之间。

必须宁神定息静坐，先搅左关二十四，后搅右关二十四，次搅双关二十四。

左右两膊，一前一后，更换相扇，共四十八。左右歪肩，共四十八。

左右手屈伸二十四。顾左肩一十四，右肩一十四，仰头一十四，点头一十四。

正立起，以手扶物，左脚屈伸二十四，右脚屈伸二十四。

鞠躬，左右手舞足蹈二十四。

将身向前凹脊，两手握固，大搅双关二十四。

行毕少坐，方可起身。

盖凡漱炼津液，为生心汞。汞为神水，炼至华池皆化为铅，一意常照泓池水中，乃两肾中间。

肾生精，精化气。气者，大也。为聚火烧丹，每于子午卯酉四正时，可常叩齿集神炼之。

液在下田则化为气。一见金精①发现时，便当肘后飞炼②，一撞三关③，逆流直上，气冲泥丸，如戽水④相似。

注

①金精：指内丹。

②飞炼：谓去除丹砂中的杂质以炼丹。

③三关：尾闾为第一关，次夹脊为中关，玉枕为三关。

④戽（hù）水：汲水灌田。

凡定中药生，急急采之，肘后飞过，先过尾闾①为第一关，次夹脊②为中关，玉枕③为三关。

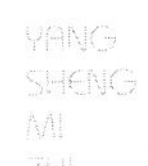

注

①尾闾：传说中海水所归之处。后比喻事物归宿或倾泄之所。

②夹脊：夹脊穴为经外奇穴之一，亦称华佗穴、华佗夹脊穴、佗脊、脊旁等。位于背部脊椎两旁，调节脏腑功能。

③玉枕：玉，金性器物，肺金之气也。枕，头与枕接触之部位，言穴所在的位置也。该穴名意指膀胱经气血在此化为凉湿水气。本穴物质为络却穴

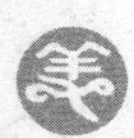

传来的寒湿水气与天柱穴传来的强劲风气，至本穴后汇合而成天部的凉湿水气，其性表现出肺金的秋凉特征，故名。

　　要闭塞[1]两耳，耳乃肾之门户，勿使走泄。头顶紧缩，着力提，过尾闾[2]，有九窍[3]，上有四十二骨节，直透泥丸[4]，犹日月之飞腾黄道也。

注

①闭塞：堵塞。

②尾闾：传说中海水所归之处。后比喻事物归宿或倾泄之所。

③九窍：指人体的两眼、两耳、两鼻孔、口、前阴尿道和后阴肛门。

④泥丸：道教语。脑神的别名。道教以人体为小天地，各部分皆赋以神名，称脑神为精根，字泥丸。

　　第二关，如前法提起，飞过夹脊二窍。

　　第三关，复如前法提起，飞过玉枕，有九窍。

　　然此关颇难开，须闭息令紧，以大白牛车力如礼打之状，亦不能放。

头顶气从肾中生，从夹脊直透上脑，其时药物都从顶门过。

须臾觉脑门如火热且重，即缓缓抬身，徐徐放气，自明堂^①两眉间飞下，即吞入腹中，解化为水。

注

①明堂：道教称两眉之间为天门，入内一寸为明堂。

经洞房^①，入黄庭^②，渐渐变成黄芽矣。

注

①洞房：道教养生之道中所指的人体的一个穴位。
②黄庭：即喻指道家内修功夫的中空现象。此处指全身。

近有修真之士，不得真诀，未能聚火，未能炼铅，丹田无药，下手便行搬运周天火候，妄致气血奔驰，虚阳冲脑，令人头晕目眩、耳聋、鼻流清涕，岂不深可惜哉？

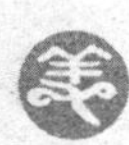

正所谓腹内若无真种，犹将水火煮空铛①耳。

注

①铛：烙饼或做菜用的平底浅锅。

诀云：按巽骨①，攀心窍，此中消息②谁知道，牙关咬定是秘传，从此元神入怀抱。

注

①巽骨：巽为木，肝属木，所以巽在人体代表肝。本义为（一起）辅助、（合共）翼辅。巽骨，指辅助性的骨肉。
②消息：奥妙，真谛。

此盖不用心，而以手行火候，正无为之工夫也。

用左手按尾闾①，尾闾即巽骨也。右手行火候，火候即周天火也。

注

①尾闾：经穴名，长强穴别称，位于尾骨尖与肛门中点。

如斗柄①之指十二辰，而心不动，至静中不知身之为我，我之有身。

注

①斗柄：北斗柄。指北斗的第五至第七星，即衡、开泰、摇光。北斗，第一至第四星象斗，第五至第七星象柄。

真液下咽，汩汩有声，每滴有一铢①，以二十四铢为进一两，水应坤策②也。

注

①铢：古代重量单位，二十四铢等于旧制一两。
②坤策：八卦中水应坤位，在数为二十四。

此只是八口，紫阳师云：口八八刀。

盖指每灌漱津液，一口分三咽，咽之有声，

止八口也。

定中胎息自动，情极而嘘，如春池龟息[1]，动三十六为进一两，火应乾策[2]也。

注

[1]春池龟息：龟息，道教语。谓呼吸调息如龟，不饮不食而能长生。一说，以为龟睡时，气由耳出，因此长生。春池龟息，指像春季时池塘里的乌龟那样调息，气息悠长。

[2]乾策：八卦中火应乾位，在数为三十六。

一抽一添，一进一退，乃为周天火候，正所谓周天息数微微数，玉漏寒声滴滴符。

如此行持，不记年月，直待脱胎神化[1]，方为了当[2]。

注

[1]脱胎神化：脱胎，道教语。谓脱去凡胎。神化，指变化为神。脱胎神化指脱去凡胎，变化为神。

[2]当：完毕，停当。

日用经

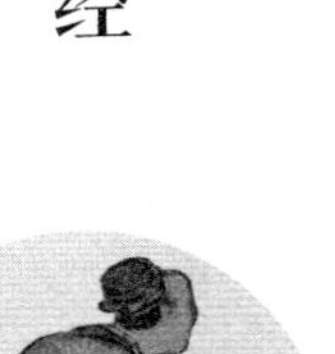

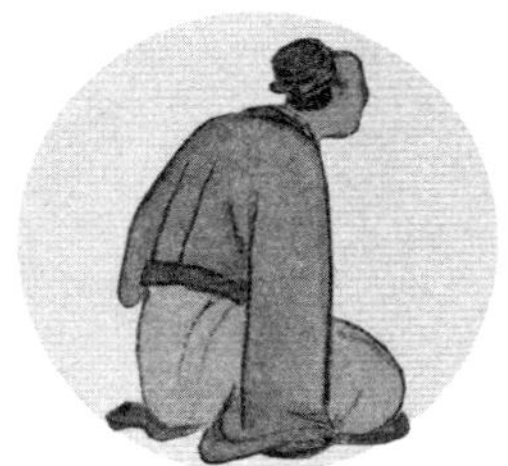

饮食有节，脾土^①不泄。

①脾土：即脾脏。中医学以五行之说释五脏，脾属土，
故称。

调息寡言，肺金^①自全。

①肺金：即肺。中医学以五行之说释五脏，肺属金，
故称。

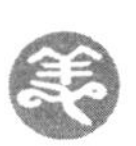

动静以敬，心火①自定。

注

①心火：即心。中医学以五行之说释五脏，心属火，故称。

宠辱不惊，肝木①以宁。

注

①肝木：即肝。中医学以五行之说释五脏，肝属木，故称。

恬然无欲，肾水①自足。

注

①肾水：即肾脏。中医学以五行之说释五脏，肾属水，故称。中医学中亦指肾中所藏的阴精。

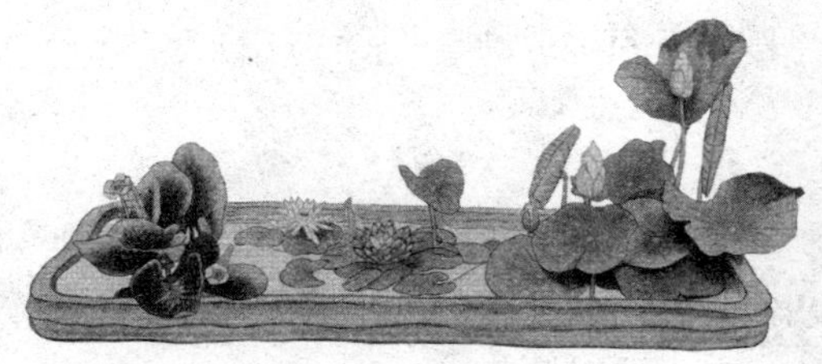

固精法

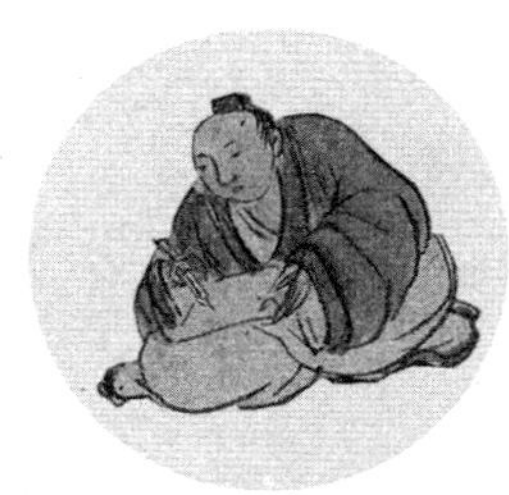

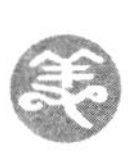

人生之精，每生于子时。

此时盘膝正坐，手齿俱固，先提玉茎[1]如忍小便状，鼻即收气有声，直至丹田始满，口始微微放气。

注

①玉茎：指阴茎。

一放一收，要想脐中出入，每行七次。

或阳举[1]，亦以此法行，自倒矣。

固精法

注

①阳举：阴茎勃起。

收气宜长而洪，放气宜微而缓。

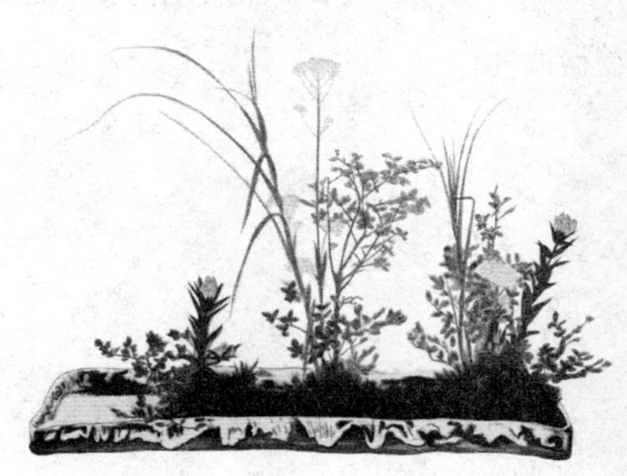

运气法

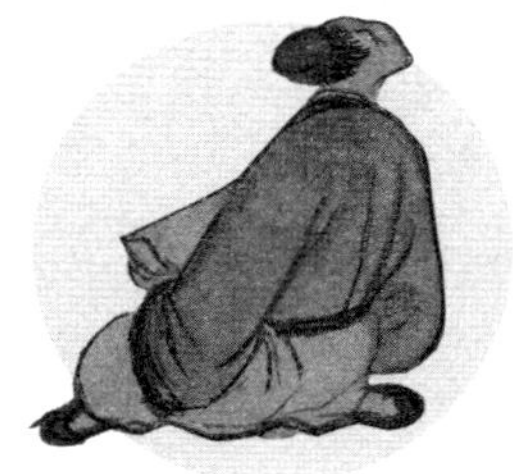

凡运气，必先提谷道[1]如忍大便状，鼻即收气。

注

[1]谷道：肛门。

存想从背脊逆上泥丸[1]，注意[2]顷之，鼻方放气，即想下归丹田。

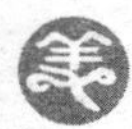

注

①泥丸：道教语。脑神的别名。道教以人体为小天地，各部分皆赋以神名。称脑神为精根，字泥丸。

②注意：留意。谓把心神集中在某一方面。

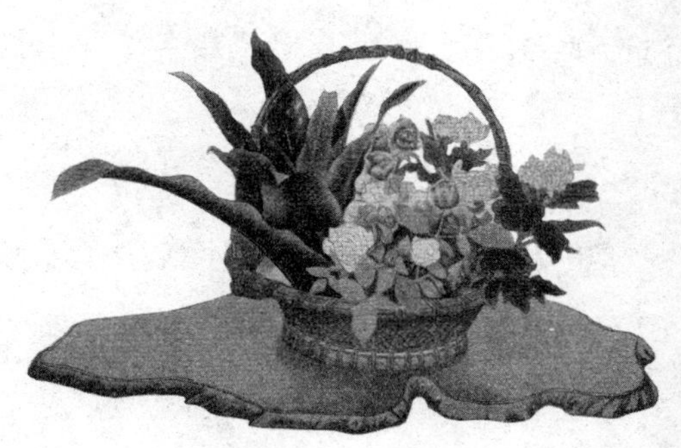

健脾胃法

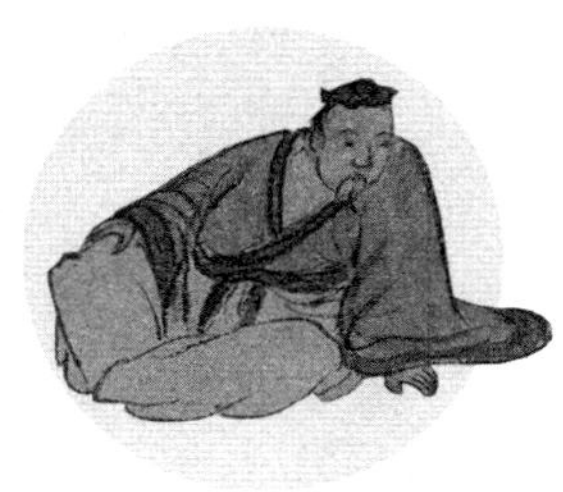

《内经》云：人身背项下七节之旁，内有小心。

小心者，命门[1]也，男子藏精，女子系胞[2]，常借胃土之功，胃弱则不能振精。

注

①命门：一说命门即右肾，另一说两肾都称命门。
②系胞：与胞脉相系。

精者，五谷之华，凡不寐[1]、多思、手心热耳鸣、目眩诸火症，皆相火[2]也。

①不寐：翻来复去，睡不着觉。形容心里有所思念或心事重重。

②相火：和"君火"（心火）相对而言，一般指肝肾的相火。君火与相火相互配合，以温养脏腑，推动人体的功能活动。一般认为，肝、胆、肾、三焦均内寄相火，而其根则在命门。

治之之法，一搓一兜，左右换手，九九数足，真精不走。

一日之内，辰戌丑未四时，食后净室端坐，鼻收气闭住，左手将外肾①连囊向上紧兜，右手在脐之上，心之下，用力横搓。

默数三十遍，气急，口作嘻字吐出，调息再行，如此九次。

却换右手兜，左手搓，亦九次。久行脾胃大健，精力强壮，饮食多进。

①外肾：即睾丸，中医学中称之为外肾，人体器官名，是男性产生精子的地方，是男性生殖器官，是男女性别区分的重要依据之一。

翻江倒海法

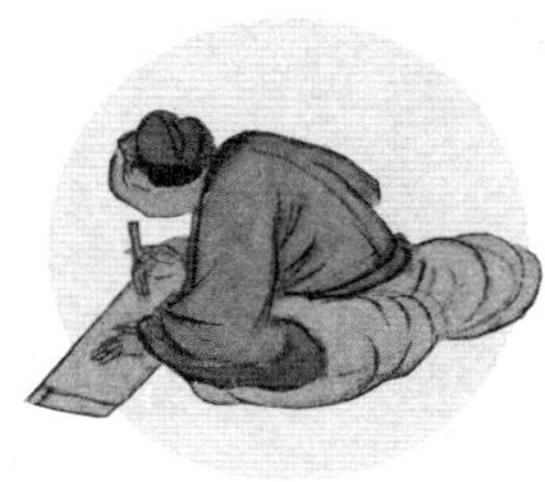

昔人谓大饱则脏气不流通，因生众疾，故中年人以节①饮食为本。

①节：限制，节制。

又云食取补气，不饥则已，过饱而以药物消化，尤伤和气。

只须闭口，用脐下转气，左七右八，名为

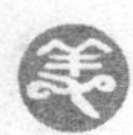

翻江倒海，如此不计遍数，自然嗳气[1]，而饱者宽矣。

注

[1] 嗳气：胃里的气体从口里排出，并发出声音。通称打嗝儿。

又直下一口气，名为凿山开道，用之大验[1]。

东坡云：脾胃恶湿，水饮宜少，脾胃恶寒，生冷宜节。

注

[1] 大验：显著的效验。

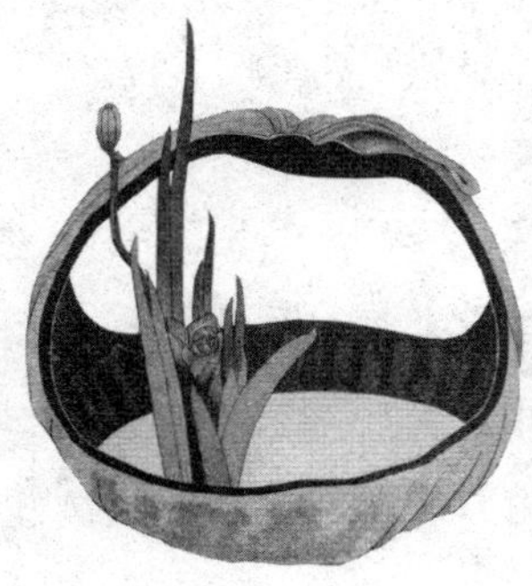

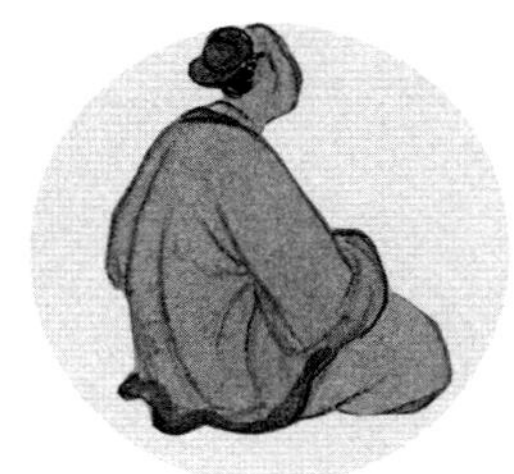

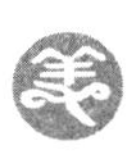

泻命门大法

戌亥二时，上床仰卧，枕高四指[1]，四肢宜伸，以鼻收气于右肾，火从口中嘻出，默数百次。

注

①四指：四个手指并拢的长度。

却以右肋着席卧，蜷两足，钩两腿，一手掩脐，一手掩外肾。

泻命门大法

古人云：三焦须是卧嘻行。

又云：睡如猫，精不逃，睡如狗，精不走。是为养元之大法也。

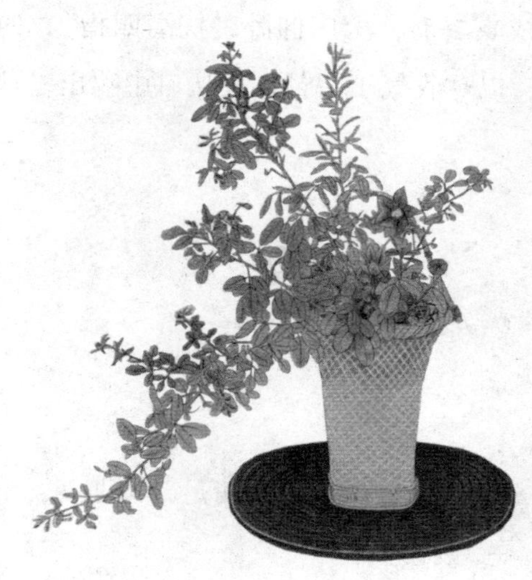

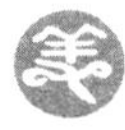

擦肾腧治频诩法

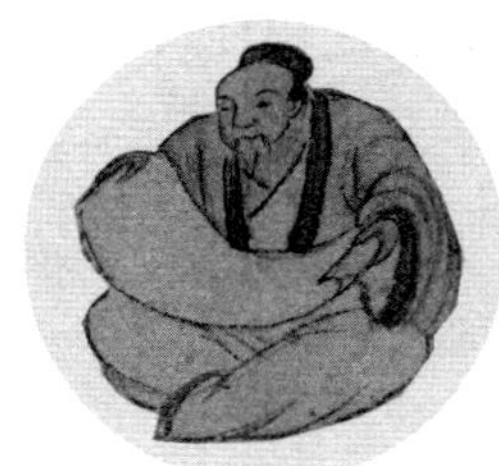

老年夜起频诩[1]，亦一病也。

昔林某频诩，一道人教以擦肾法。

注

①诩（xǔ）：治尿频。

每卧时坐床垂足，解衣闭气，舌柱[1]上腭，目视顶，提谷道，以手擦两肾腧穴各三十六，少息，至四十九、至八十一。

注

①柱：像柱子一样立着。

多多益善，行之旬日^①，果称奇妙。

注

①日：十天。亦指较短的时日。

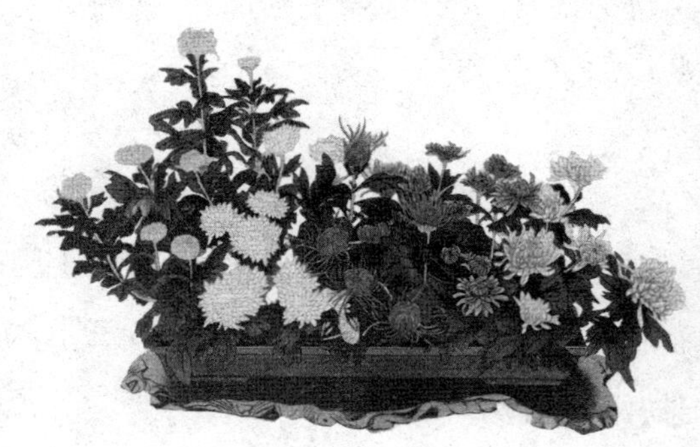

擦涌泉穴令腰足轻快法

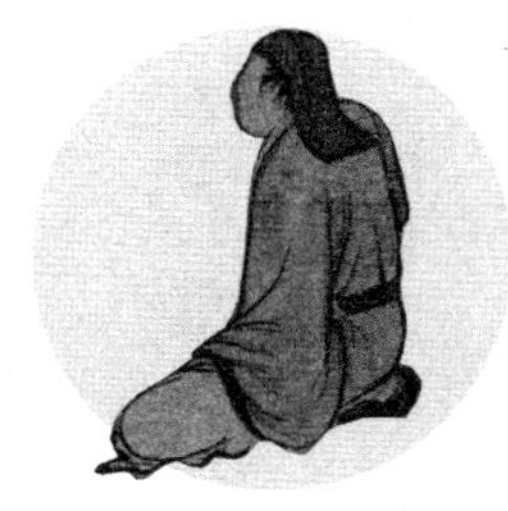

每日趺[1]坐，两足相向，闭目握固，缩谷道，一手扳足趾，一手擦摩足心，至极妙，少息，再行，日五六度。能令步履[2]轻捷。

注

①趺：佛教徒盘腿端坐的姿势。

②履：行走。

昔欧文忠晚年患足疮，痛不可忍，得此法，用之三日而愈。

盖此穴在足心，湿气皆从此入也。

睡诀

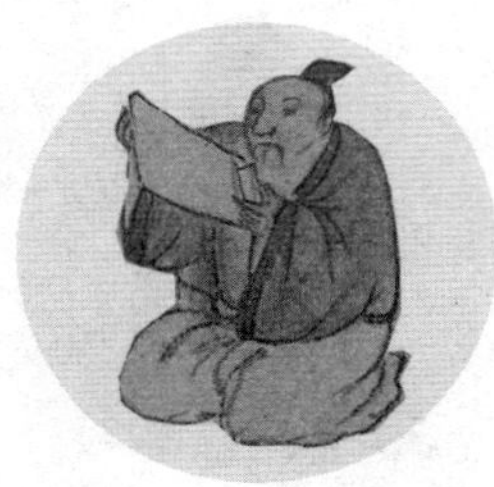

卧时必须蜷足、侧睡，以敛其形，若仰卧则神荡[①]矣。

注

①荡：摇动。

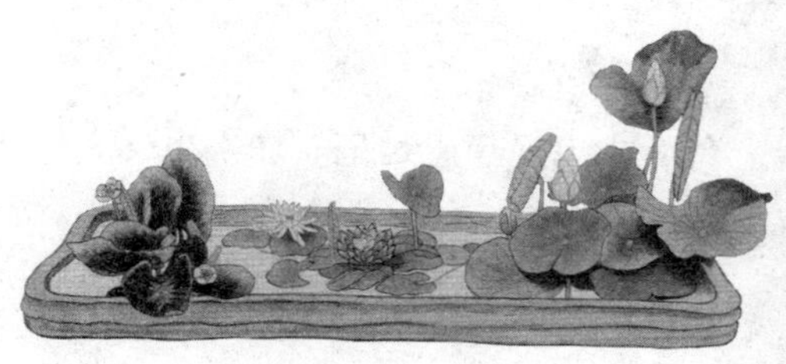

固手指诀

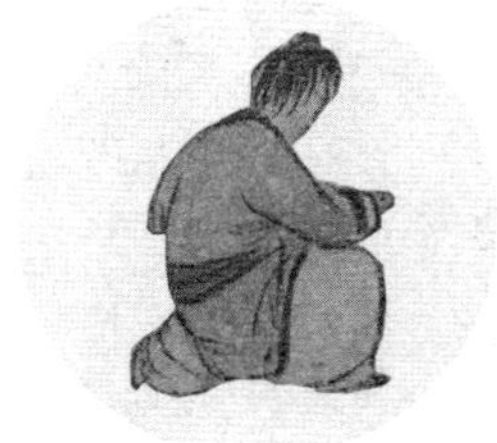

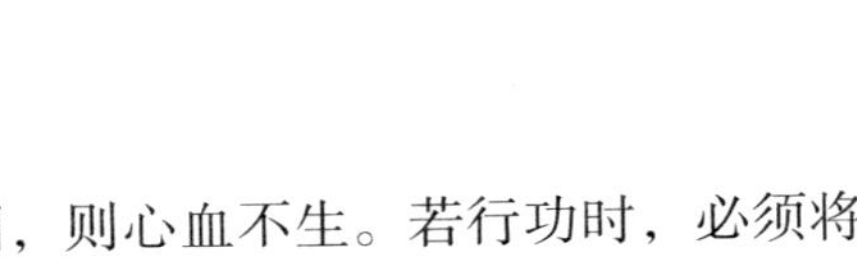

手不固，则心血不生。若行功时，必须将大拇指捏在四指根间，握固而定。

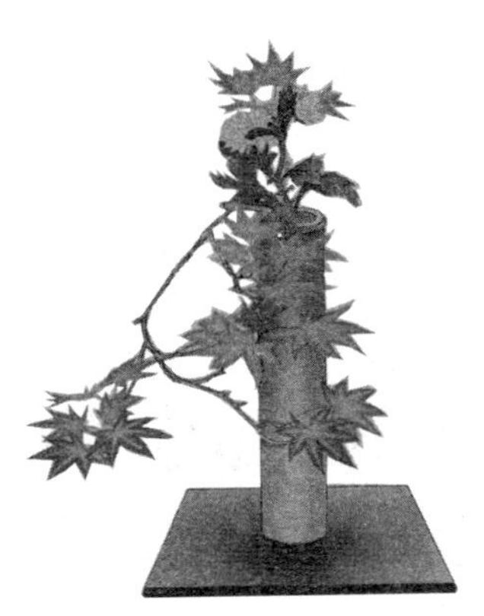

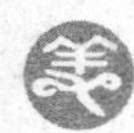

固齿诀

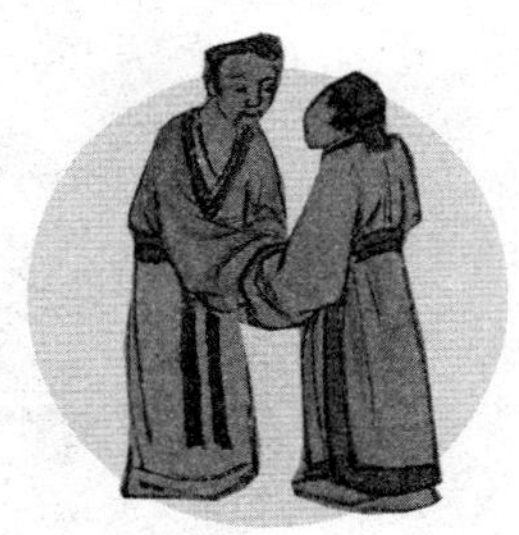

齿不固，则经络不通。若行功时，必须口紧闭，牙齿着实咬定，而不可放也。

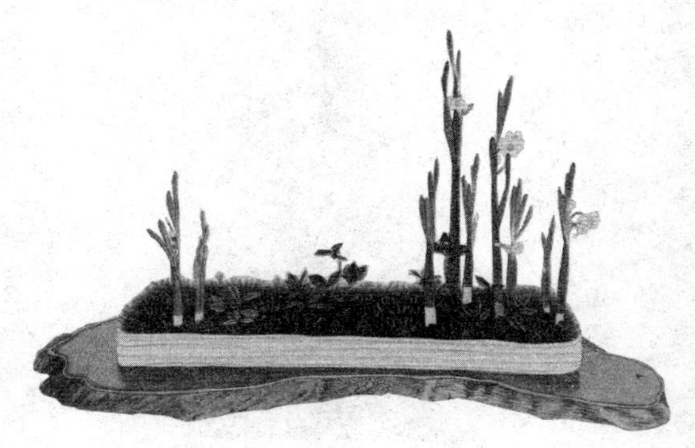

舌诀

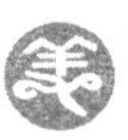

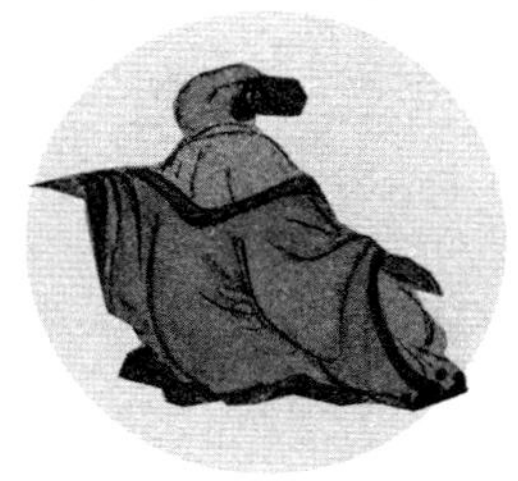

行功时必要舌抵上腭，则舌下玄膺①穴开矣。

①玄膺：道教指咽头和喉头的中央部位。

此穴开，真气可流通于周身百节①，若闭无益。

①节：泛指全身关节。

坐诀

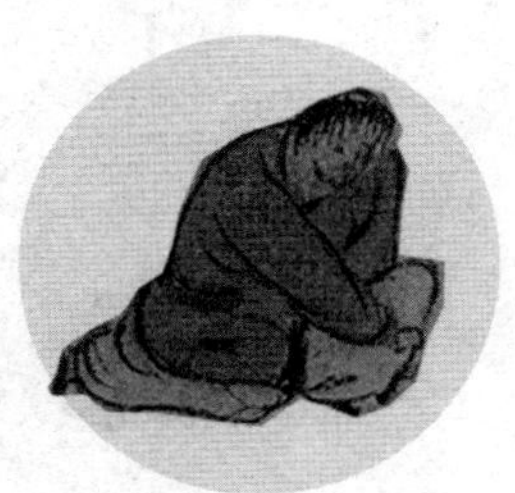

身必正，头必直，背脊如铁柱，盘膝端坐，以眼垂帘①，观鼻、观脐。

注

①垂帘：指垂下的帘子。此处指目睛微阖。

如身屈曲、头缩，气即不能通矣。

眼诀

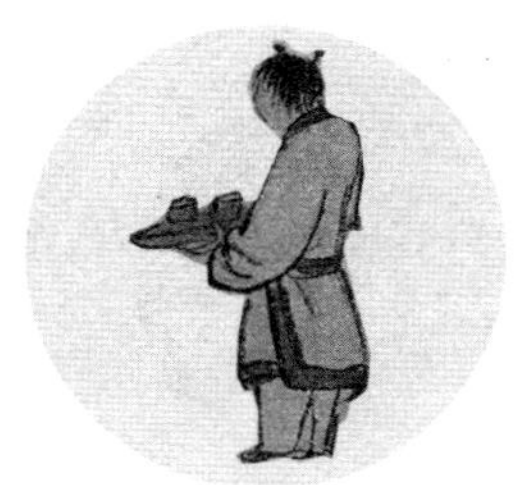

坐时开眼，则神不聚，须宜闭之。

或想上下左右，则将瞳神[1]向之便是。

倘修大道眼要垂帘，养病必要闭目藏神，方为有益。

注

[1] 瞳神：泛指瞳孔及目珠内各种组织。如神水、黄精、神膏、视衣等。瞳神一词见《证治准绳·杂病》，又名瞳子、瞳人、瞳仁、金井、眸等。瞳神内应于肾，为五轮中之水轮，肝肾同源，故瞳神病常与肝肾有关。

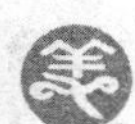

漱唾诀

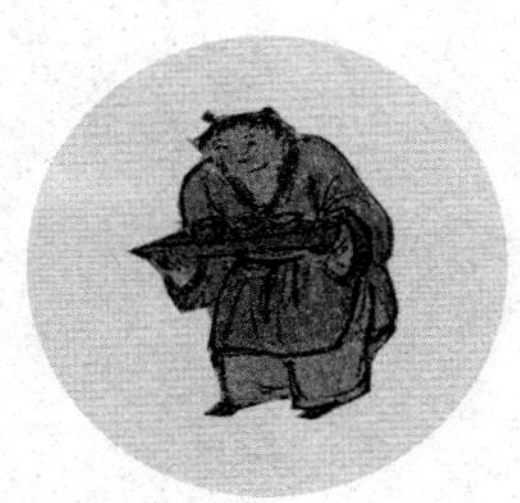

行功时将舌抵上腭，舐[1]久则生津，津生则漱之。

漱之则咽下四分，留下六分，以俟火炎而润下。

如平常时，漱津满口，分为三咽，汩然有声而下，不必存留。

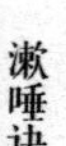注

①舐（shì）：舔。

抚摩诀

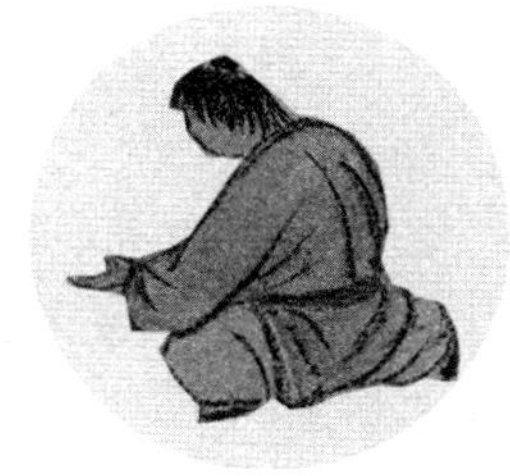

身不抚摩[1]，则气不通畅。

于清晨将两手搓热，将头面并夹脊、肾腧擦极热便止。自然周身畅快而多益矣。

①摩：指按摩。

摆身诀

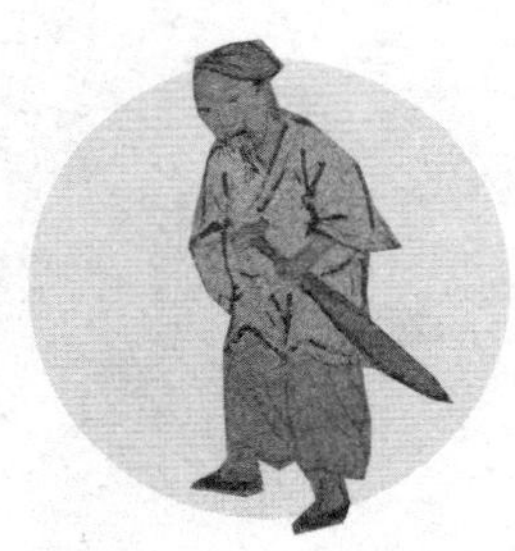

饮食后，将两手搓热，于脾胃间抚摩。

再将两手握拳，绞固于胸前，横摆腰间七次，左右转腹亦各七次，须臾胃运而食消矣。

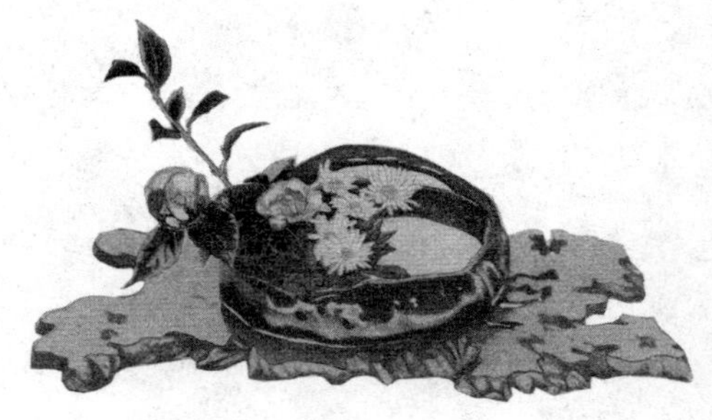

运手诀

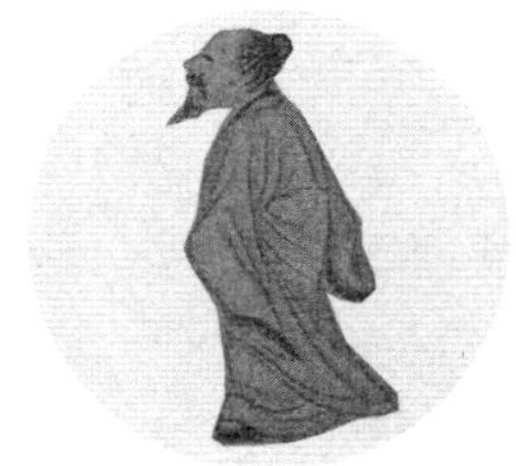

手不运，则手肢不遂①。

① 不遂：不顺利，不灵便。

每朝将左右手把手前骱①绞扭，不计遍数。

或在热面水内把手骱绞扭更妙，使老年再不手抖。日日为之，不可间断。

注

①前骱（jiè）：骱，方言。骨节与骨节相衔接处。今吴方言谓骨节脱臼为"脱骱"。

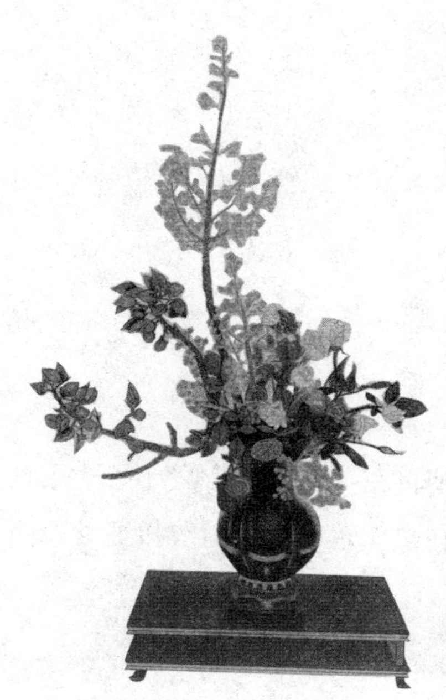

运足诀

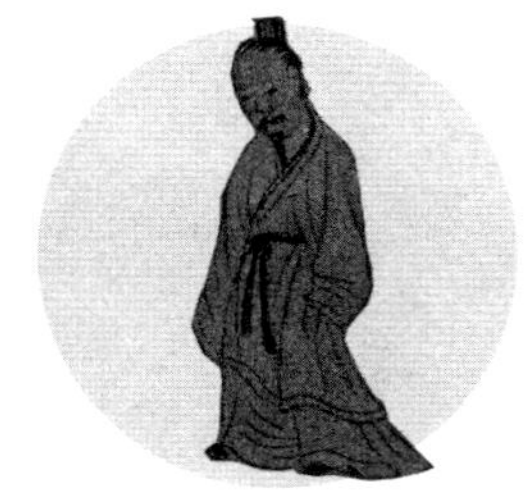

足不运，则足力不健。

行步时须将脚丢如踢球状，如此时常行百数步，则足力永健旺矣。

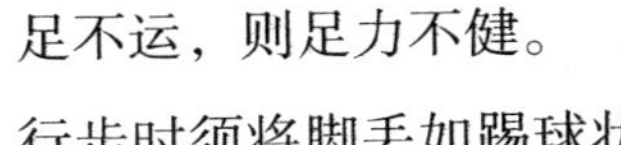

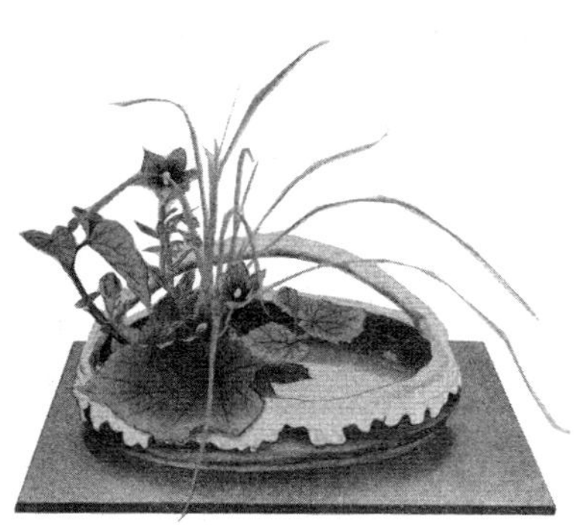

去汗诀

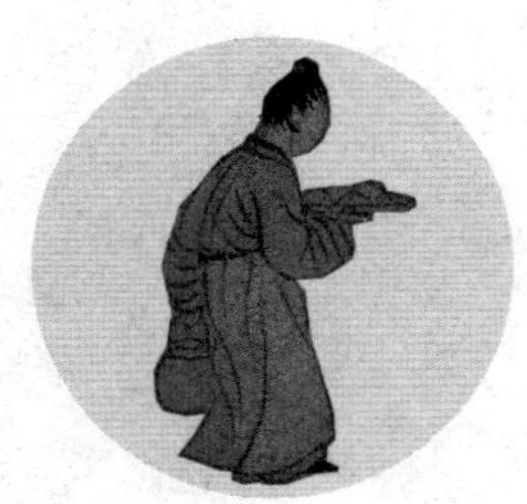

客汗不发，其邪气不得出，正气不能扶，而疾难奏功。

倘遇病，如疯痨蛊胀痛嗝[1]等症，必须发大汗三日方妙。

注

[1] 疯痨蛊胀痛嗝：中医学认为风的特点是善行而数变，为百病之长，无论寒湿热都可以夹风侵袭人体，临床特点呈游走性，如风湿走窜疼痛。痨一般指肺痨了，是传染病，痨是痨虫，后期以肺阴虚为主。蛊胀，寄生虫如血吸虫等引起臌胀称"虫臌"，

又称蛊胀"，或简称"蛊"。指腹部膨大如鼓，可能是水饮，水湿不化。痈是多个相邻的毛囊及其所属皮脂腺或汗腺的急性化脓性感染，或由多个疖融合而成。中医学称为疽。颈部痈俗称"对口疮"，背部底部开始。嗝，气逆作声。指吞咽食物困难，甚至吞不下。

去汗诀

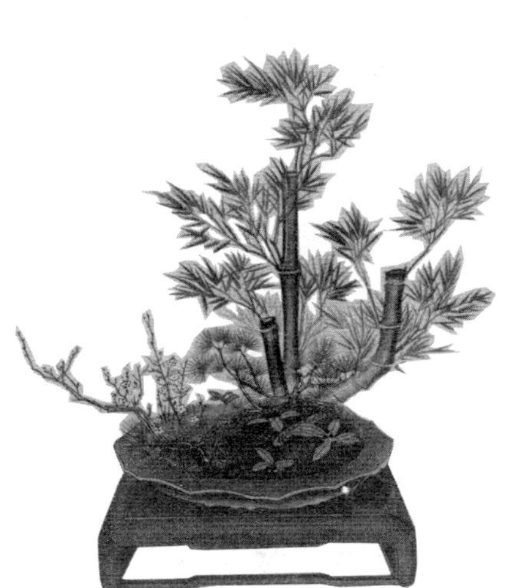

暖丹田诀

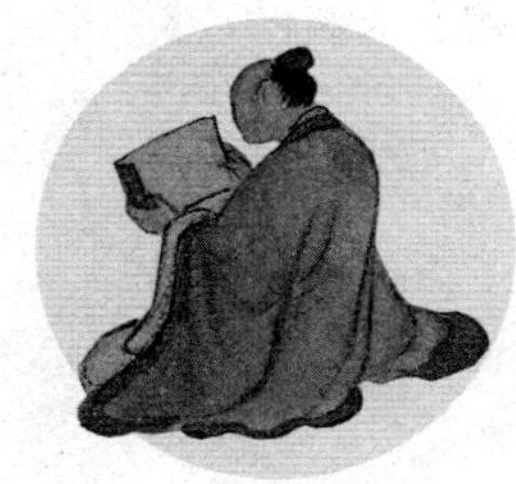

治小肠虚冷疼痛，端坐，两手摩丹田，闭息行功，运气四十九口。

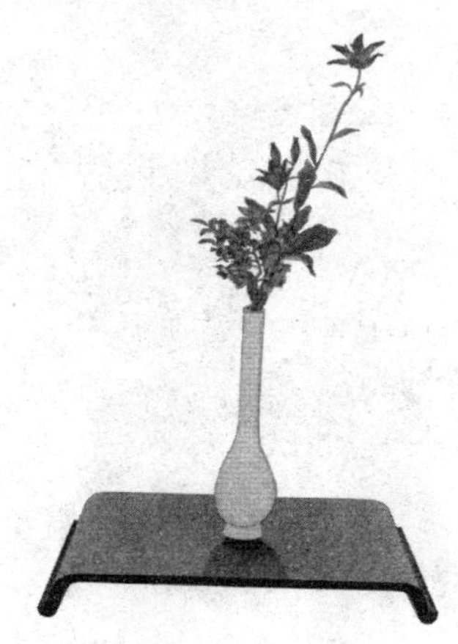

三不动诀

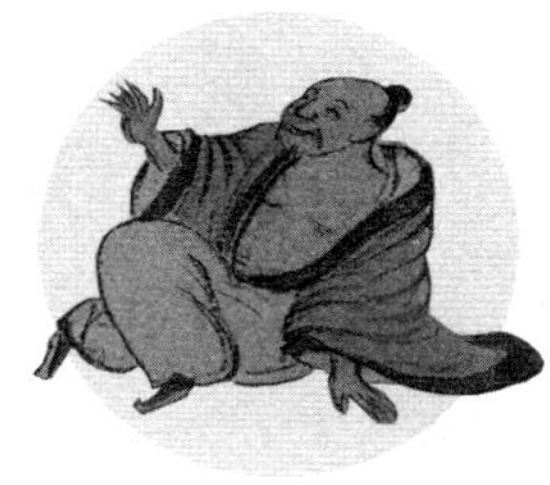

肾不动，精全；身不动，气全；心不动，神全。三圆三全，自然成仙。

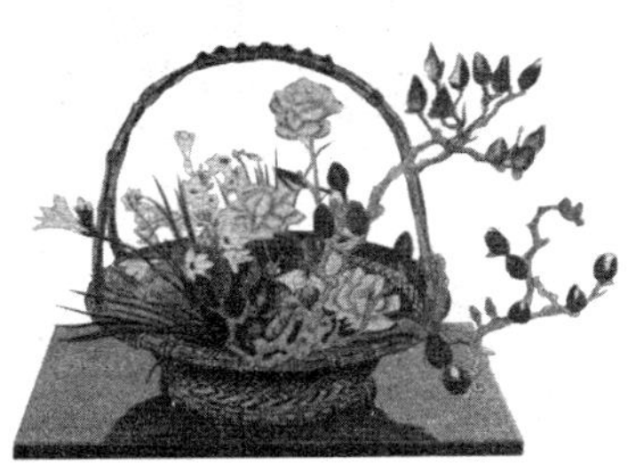

三满诀

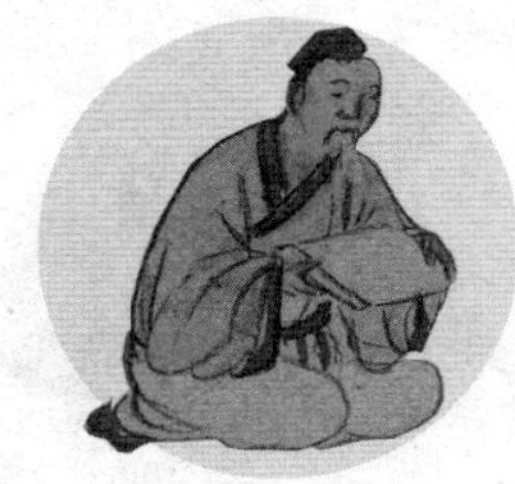

精满不思色，气满不思食，神满不思睡。

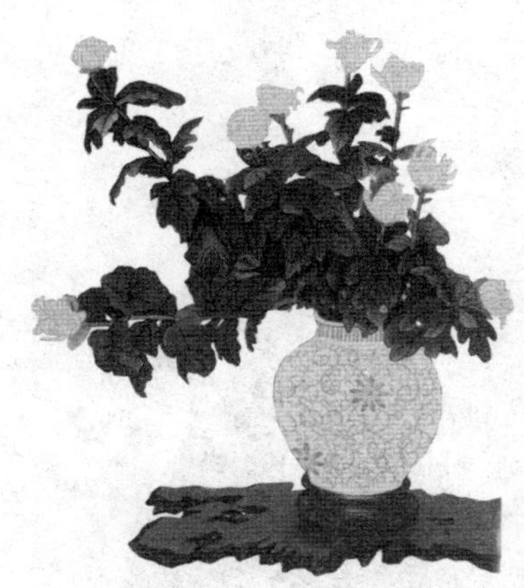

四大忌

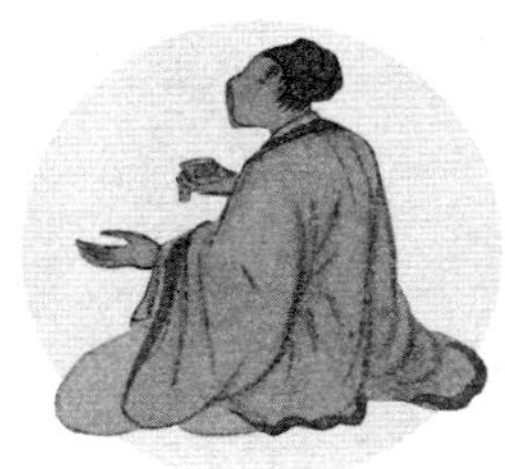

一年之忌，不可过劳、大怒；一月之忌，不可大醉；一日之忌，不可过饱；终身之忌，不可清晨时常受气。

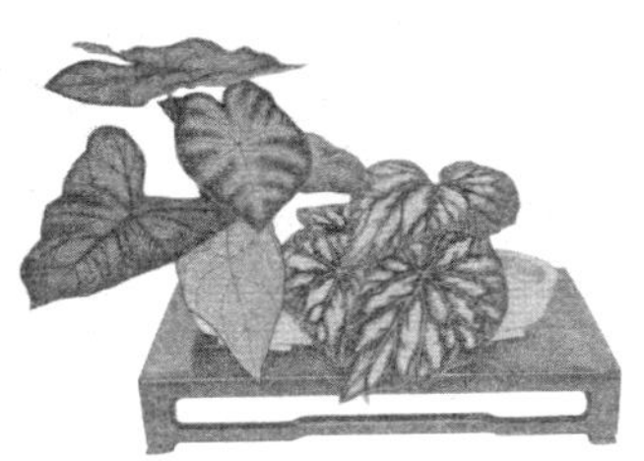

四少诀

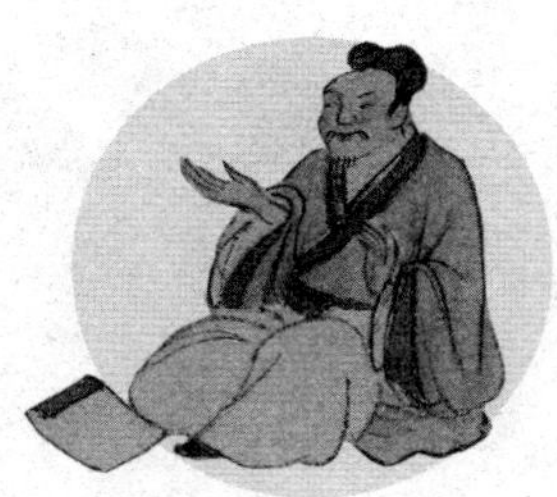

口中要言少，心头要事少，肚里要食少，晚间要睡少。

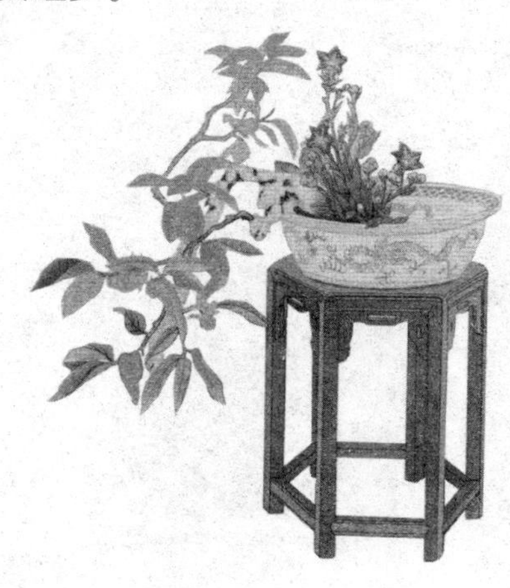

洗眼方

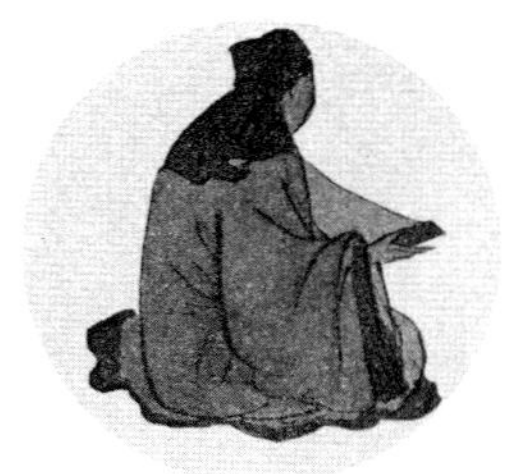

用皮硝^①六钱，清河水一碗煎七分，每次带热洗七次，每日照前，一年之后，瞳目光明矣。

注

①皮硝：中药名。具有泻下通便、润燥软坚、清火消肿之功效。常用于实热积滞、腹满胀痛、大便燥结、肠痈肿痛等病症的治疗；外治乳痈、痔疮肿痛。

洗眼日期

正月初五日，二月初一日，三月初四日，五月初六日，六月初四日，七月初二日，八月初一日，九月初三日，十一月初六日，十二月初五日，四、十两月不洗。

光绪十九年手录

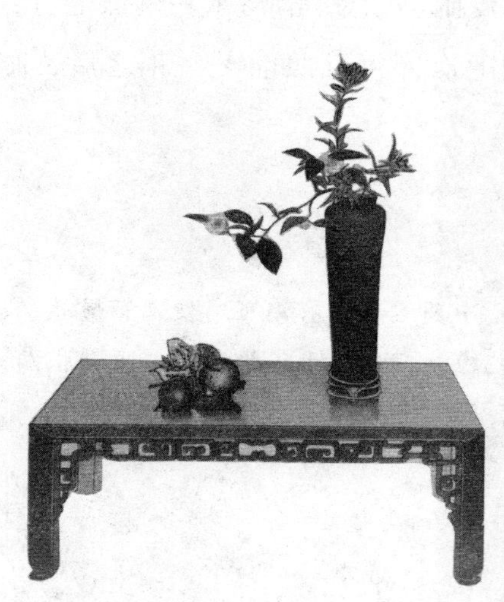